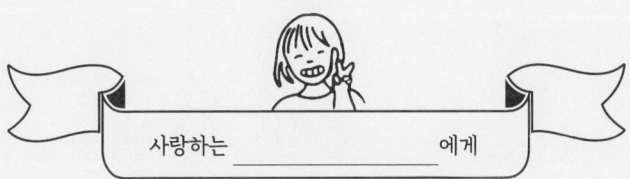

사랑하는 _____ 에게

소녀들을 위한
내 마음 안내서

Celebrate Your Feelings, text by Lauren Rivers

Text ⓒ 2020 Callisto Media Inc.
All rights reserved.
First published in English by Rockridge Press, a Callisto Media Inc imprint

Korean translation copyright ⓒ 2021 Humanist Publishing Group Inc.
This Korean translation is published by arrangement with Callisto Media Inc. through Greenbook Literary Agency.

이 책의 한국어판 저작권과 판권은 그린북저작권에이전시 영미권을 통한 저작권자와의 독점 계약으로 ㈜휴머니스트출판그룹에 있습니다. 저작권법에 의해 한국 내에서 보호를 받는 저작물이므로 무단 전재와 무단 복제, 전송, 배포 등을 금합니다.

Celebrate Your Feeling
by Lauren Rivers

소녀들을 위한
내 마음 안내서

로렌 리버스 · 초등젠더교육연구회 아웃박스 지음

안윤지 옮김

나의 어머니에게 이 책을 바칩니다.
조건 없이 나를 응원해주고,
끊임없이 내 이야기에 귀 기울여주고,
항상 다정하게 보듬어주고,
어떤 강의나 교과서보다 상담사가 되는 데 필요한 것들을
더 많이 알려주었습니다.

미라에게,
너만의 방식으로 날 사랑해줘서 고마워.

그리고 모든 소녀에게,
지금 네가 겪고 있는 어려움은 확실히 더 나아질 거야.

머리말

이 책을 손에 든 소녀들아!

넌 매일 조금씩 변화하고 성장하고 있어. 이 사실을 못 알아차렸을지도 모르겠다. 하지만 정말이야! 예전의 네가 어땠는지 한번 떠올려봐. 그때는 누가 네게 소리 지르면 무서웠을 거야. 하지만 지금 그런 일을 겪으면 무섭기보다는 화가 날 수도 있어. 이전에는 사람들 앞에서 신나게 노래 부르는 걸 좋아했을 거야. 요즘은 어때? 사람들의 주목을 받으면 부끄러워지지는 않니? 그 자리에서 도망치고 싶을 수도 있겠다. 이런 새로운 감정과 변화 때문에 때로는 혼란스러울 거야. 어떨 땐 머릿속이 수많은 질문으로 가득 찰 거야. 나도 그랬으니까.

너와 같은 나이였을 때 나도 다양한 감정을 느끼곤 했어. 마치 감정들이 롤러코스터를 타고 있는 것 같았지. 슬펐다가, 기뻤다가, 화났다가 하면서 하루에도 몇 번씩 감정이 휙휙 바뀌곤 했거든. (공감하는 사람 있니? 손 들어봐!)

사춘기를 겪는 동안 내 몸에 많은 변화가 일어났고, 이에 관해서는 부모님과 선생님이 자세히 알려주셨지. 하지만 내 마음속 감정의 변화에 대해 알려주는 사람은 아무도 없었어. 내가 무슨 변화를 겪고 있는지, 이게 다들 겪는 평범한 일인지도 몰랐지. 그래서 걱정도 됐지만 한편으로는 내 감정에 대해 알고 싶었어.

호기심은 점점 더 커졌어. 존스 홉킨스 대학교에서 임상 정신 건강 상담을 공부하기로 결심한 건 그 때문이야. 공부를 마친 뒤 볼티모어, 메릴랜드, 버지니아 북부에 있는 초등학교와 회사, 병원에서 일했어. 지금은 청소년들이 사회적, 감정적인 변화를 잘 헤쳐나갈 수 있도록 돕고 있어. 난 내 일이 참 좋아. 멋진 소녀들과 대화도 나눌 수 있고, 그들을 도우면서 많은 것을 배울 수 있어서야. 이 모든 경험을 고스란히 이 책에 담을 수 있어서 정말 기뻐.

이 책은 네가 마음의 변화를 두려워하기보다 즐길 수 있게 도

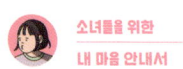

와줄 거야. 너의 감정과 인간관계, 생각과 기분을 다루는 데 도움이 되는 좋은 방법들도 알려줄게. 마지막 책장을 덮고 나면 넌 자신을 더 깊이 이해하고 소중히 여기게 될 거야. 또 강하고 지혜롭고 자신감 넘치는 사람으로서 다른 이들과 즐겁게 소통할 수 있을 거야.

    이 책과 함께 새로운 모험을 떠나보자!

너의 모험을 진심으로 응원하는
로렌 리버스

차례

머리말 • 5

1장 나의 감정이 변하고 있어! 10
나는 무엇을 느낄까? • 13
어떻게 하면 기분이 나아질까? • 27

2장 변화하는 나의 마음 40
긍정적인 사고방식 • 43
자의식에서 자신감으로 • 49
창피함에서 편안함으로 • 53
수줍음에서 용감함으로 • 55
불안에서 평온으로 • 57
분노에서 평화로 • 59
슬픔에서 희망으로 • 63
질투에서 감사로 • 66

3장 달라지는 관계들 74
친구들 • 77
가족 • 89
멘토와 롤 모델 • 97

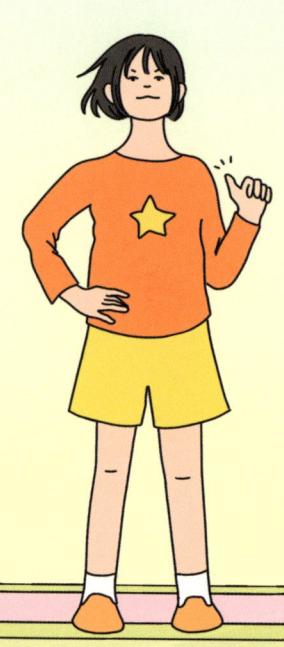

4장 나를 알고 표현하기 100

나를 있는 그대로 받아들이기 • 103
몸은 몸일 뿐인걸 • 107
불편하다고 말해도 괜찮아 • 112
운동장을 나의 무대로 • 116
몸의 불쾌감, 마음의 소리를 들어봐 • 121

5장 '최선의 나'로 살기 128

자신의 힘을 느껴봐 • 131
멋진 자신을 믿어봐 • 134

감사의 말 • 138
저자에 대하여 • 139

부록

너만을 위한 연락처 • 142
더 찾아볼 만한 자료 • 146
참고 문헌 • 152
찾아보기 • 157

1장 나의 감정이 변하고 있어!

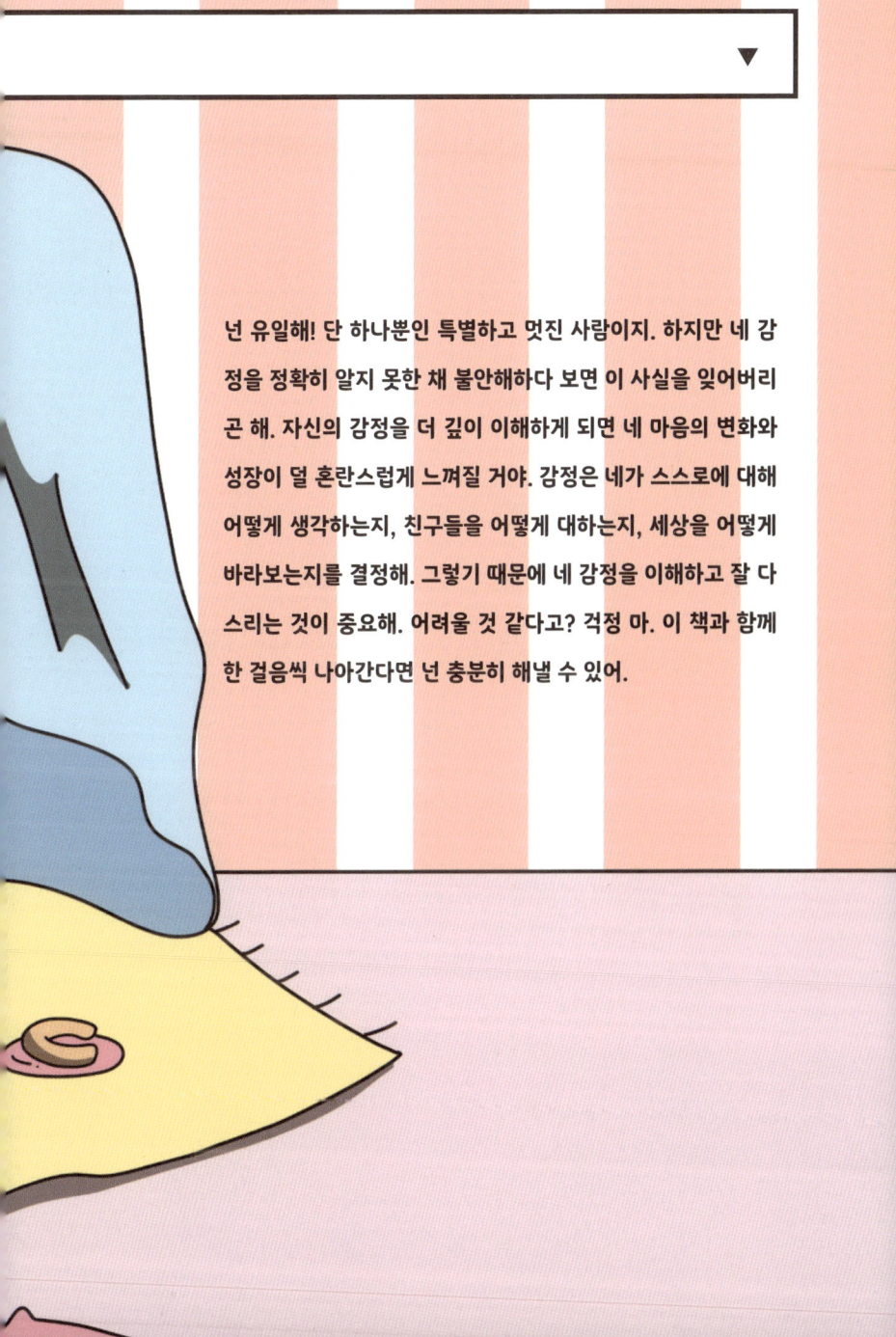

넌 유일해! 단 하나뿐인 특별하고 멋진 사람이지. 하지만 네 감정을 정확히 알지 못한 채 불안해하다 보면 이 사실을 잊어버리곤 해. 자신의 감정을 더 깊이 이해하게 되면 네 마음의 변화와 성장이 덜 혼란스럽게 느껴질 거야. 감정은 네가 스스로에 대해 어떻게 생각하는지, 친구들을 어떻게 대하는지, 세상을 어떻게 바라보는지를 결정해. 그렇기 때문에 네 감정을 이해하고 잘 다스리는 것이 중요해. 어려울 것 같다고? 걱정 마. 이 책과 함께 한 걸음씩 나아간다면 넌 충분히 해낼 수 있어.

나는 무엇을 느낄까?

상상해보자. 네 앞에 성장과 변화의 바다가 반짝거리며 넓게 펼쳐져 있어. 넌 그 바다 위를 항해하는 배의 선장이야. 바다를 항해하다 보면 감정이라는 파도를 만나기도 해. 작고 잔잔한 파도에서는 즐겁게 배를 조종하겠지. 물론 거대하고 거칠고 무서운 감정의 파도가 몰아칠 때도 있을 거야.

감정은 대체 무엇일까? 그건 바로 내가 어떤 일을 경험할 때 마음속에서 일어나는 반응이라고 할 수 있어. 우리는 매일 여러 감정을 느끼며 살아가. '기쁨'과 같은 감정처럼 즐거운 감정은 우리에게 따뜻하거나 포근한 느낌을 줘. 반대로 '분노'와 같은 감정은 거친 느낌을 주지. 그럴 때는 그 감정을 무시하고 싶은 마음이 생길 거야.

이렇듯 감정은 다시 여러 가지 느낌을 만들어내곤 해. 여러 감정과 느낌을 경험하다 보면 기분이 달라져. 아침에 기분이 좋았더라도 다양한 감정을 느끼고 나면 점심에는 기분이 나빠질 수 있어. 기분이 안 좋을 때는 네가 평소의 자신과 다른 것처럼 느껴질 거야. 예를 들어 어떤 일로 가족과 말다툼한 뒤를 떠올려 봐. 이때 너는 평소에 잘 웃던 모습과는 거리가 멀겠지. 친구에게 이렇게 말할 수도 있어. "오늘따라 내가 나답지 않은 것 같아." 하지만 이럴 때 자신의 감정을 어떻게 다뤄야 하는지 안다면 어떨까? 거대한 감정의 파도가 밀려와도 다시 잘 항해할 수 있을 거야.

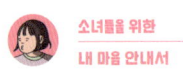

나의 다양한 감정!

혹시 반려동물을 키우게 된 친구가 있니? 처음엔 그 소식을 듣고 조금 질투가 났을지 몰라. 하지만 친구가 좋아하는 모습을 보고 금방 기쁜 마음이 들었을 거야. 이렇게 짧은 순간에도 우리는 아주 다양한 감정을 경험해. 이런 감정들을 잘 다루기 위해서는 먼저 내 마음에 어떤 감정이 떠오르는지 잘 알아차려야 해. 연습이 필요할 수도 있어. 한 번 같이 해볼까? 최근 며칠 동안 느꼈던 감정을 다음에서 찾아서 동그라미를 쳐봐.

자랑스러운
진지한 느긋한 질투 나는
용감한 침울한 친절한 짜증스러운
기쁜 자신감 있는 차분한
희망찬 스트레스 받는 불만스러운
존경하는 당황스러운 장난스러운
불안한 슬픈 애정 어린 행복한
심술난 걱정스러운 신난
혼란스러운 충동적인 강한
화난 궁금한
두려운

감정을 건강하게 표현하기

감정의 파도가 밀려와도 너 자신을 잃지 않는 건 아주 중요해. 학교에서 중요한 행사가 있는 날인데 어쩔 수 없이 마음에 들지 않는 옷을 입게 되면 어떨까? 행사를 기대하며 들떴던 기분도 금세 슬퍼지고 말 거야. 옷 때문에 실망하고 속상할 테니까 말이야. 혼자 있고 싶어서 친구들이 말을 걸어도 대답하지 않을 수 있어. 그럼 친구들은 이렇게 물어보겠지. "너 무슨 일 있어?" 네 기분을 다른 사람들이 알 수 있는 방식으로 표현했기 때문에 친구들이 알아차린 거야.

감정 표현 방식이란 감정을 표현하기 위해 네가 선택한 방식을 뜻해. 예를 들어 화가 날 때 마구 소리를 지를 수도 있고, 반대로 왜 화가 났는지 차분히 말할 수도 있어. 물론 어떤 게 정답이고 어떤 게 오답이라고 할 수는 없어. 하지만 어떤 방법은 다른 방법에 비해 몸과 마음에 더 건강하기도 해.

감정과 뇌

감정을 다루는 좋은 방법들을 알아보기 전에 먼저 감정과 관련된 뇌의 부분들을 살펴보자. 우리 뇌에는 다양한 감정과 행동을 조절하고 처리하는 편도체, 시상하부, 해마, 시상이 있어. 이들을 일컬어 변연계라고도 해.

변연계는 감정, 느낌, 기분을 다루는 부분인 셈이야. 뇌의 이

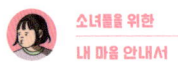
소녀들을 위한
내 마음 안내서

부분들은 서로 다른 역할을 하지만, 하나의 중요한 일을 함께해. 바로 위험으로부터 우리를 안전하게 지키고, 우리 주위를 경계하게 하고, 우리를 건강하게 만드는 일이지. 학교에서 선생님들이 어떻게 수업을 진행하는지를 떠올려봐. 그 많은 학생을 조용히 시키고 수업에 집중하게 하잖아. 수업이 전체적으로 매끄럽게 이어지도록 학생들의 행동을 관리하는 거지. 이와 마찬가지로 뇌는 우리 안의 다양한 감정과 행동을 조절하고 있어. 어때? 어렵지 않지?

편도체

편도체는 작지만 중요한 부위야. 여러 감정 중에서도 특히 공포와 관련이 있어. 공포감은 위험한 상황에 처했을 때 느끼는 무섭고 두려운 감정을 의미해. 우리를 위험으로부터 지켜주는 유용한 감정이지. 편도체가 위험을 알아채면 우리는 공포감을 느껴. 그때 우리 몸은 우리를 안전하게 지키는 데 도움이 되는 호르몬들을 내보내지. 이 호르몬들은 심장을 빨리 뛰게 하고 근육을 긴장시켜. 그럼 우리 몸은 위험에 맞서 싸우거나(투쟁) 도망칠 수 있는(도피) 상태가 돼. 그래서 이것을 '투쟁 또는 도피 반응'이라고 불러. 이렇듯 편도체는 우리가 위험을 알아채고 빠르게 반응하도록 도와주는 부위야.

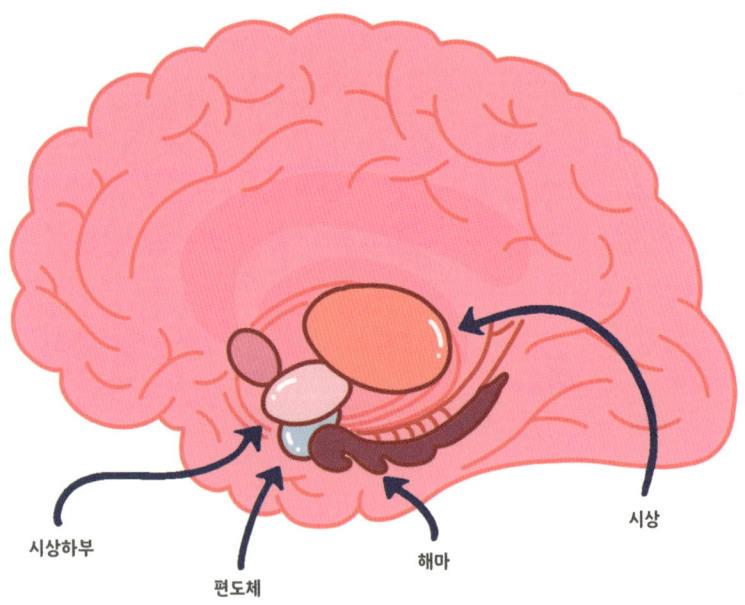

시상하부   편도체   해마   시상

시상하부

전날 잠을 못 자서 다음 날 학교에서 기분이 안 좋았던 적이 있니? 시상하부는 네가 잠을 충분히 잘 수 있도록 수면 습관을 만드는 부위야. 우리의 수면을 도와서 다음날 기분 좋은 하루를 보내게 해주지. 또 우리가 배가 고프거나, 목이 마르거나, 너무 덥거나 춥지 않은지 알아차리고 대처하게 도와줘. 우리 기분은 잠이나 배고픔, 추위 등에 따라서 변하기도 해. 잠을 못 자거나 배가 고프면 울적하지만, 잠도 푹 자고 배도 부르면 행복한 기분이 드는 것처럼 말이야.

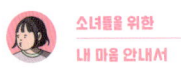

해마

해마는 바다에 사는 해마를 닮았다고 해서 붙여진 이름이야. 뇌에서도 아주 멋진 부분이지. 혹시 이사 간 친구가 예전에 살던 곳을 우연히 지나간 적 있어? 그때 슬픈 기분이 들지는 않았니? 해마는 이렇게 기억에 감정을 연결하는 일을 해. 심지어 냄새 같은 감각을 기억에 연결할 수도 있지. 예를 들어 네가 좀 더 어렸을 때 공부하던 교실의 냄새를 지금 다시 맡게 되었다고 해보자. 그럼 그때의 기억들이 머릿속에 떠오를 거야. 이것도 해마 덕분이라고 할 수 있어. 교실 얘기가 나왔으니 말인데, 해마는 교실에서 네가 읽고 배운 것들을 기억하게 해주는 역할도 해. 이 책을 읽고 나서 기억나는 게 있다면 해마에 고마워하면 돼.

시상

시상은 우리 주변 환경이 어떠한지, 우리가 어떻게 느끼고 반응해야 하는지에 대한 다양한 정보가 도착하는 곳이야. 시상은 이 메시지들을 뇌의 다른 곳으로 전달해주는 우편집배원이라고 할 수 있어. 편도체가 감정을 경험하면 시상은 뇌의 다른 여러 부위로 신호를 보내. 그렇게 해서 우리가 감정에 대해 더 잘 이해하고 반응하게 도와줘.

★ 감정의 단계 ★

우리의 감정은 1차적 감정을 지나 2차적 감정으로 나아가게 돼. 1차적 감정은 너에게 어떤 일이 일어나자마자 첫 번째로 느끼는 감정이야. 행복, 슬픔, 분노, 공포, 놀람, 경멸 같은 기본적인 감정들을 말해. 1차적 감정을 느낀 후에는 2차적 감정을 느끼기 시작할 거야. 상황에 대해 더 많은 정보를 얻으면서 천천히 느끼게 되는 감정을 2차적 감정이라고 해. 예를 들어 네 생일에 부모님이 몰래 파티를 준비했다고 해보자. 그럼 처음엔 깜짝 놀랄 거야(1차적 감정). 그러다 부모님이 널 위해 열심히 파티를 준비하셨다는 것을 깨닫고 고마움과 행복을 느끼게 될 거야(2차적 감정). 그럼 다음 그림에서 1차적 감정과 2차적 감정의 예를 살펴볼까?

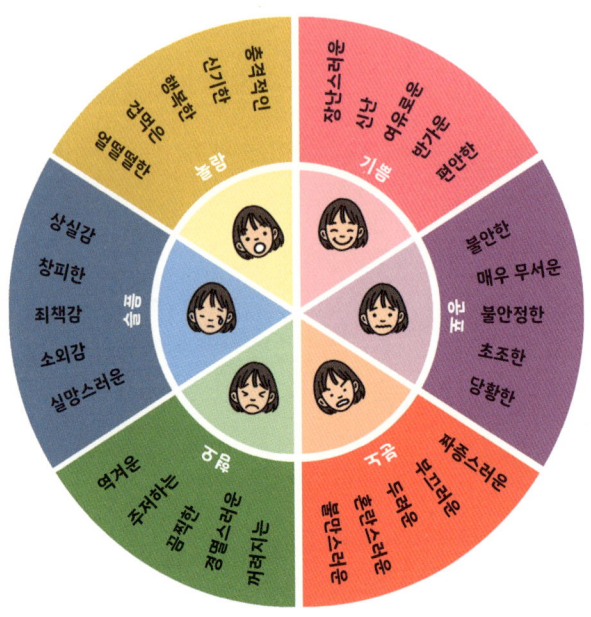

유용한 호르몬

호르몬은 다양한 신체적·감정적 변화와 성장을 돕는 화학물질이야. 뇌에서 나와 몸의 다른 부분들로 보내지지. 또 호르몬은 여러 상황에 적절히 반응하게 도와줘. 우리가 위험에 처했을 때 호르몬이 나와서 우리 몸이 그 상황에 빠르게 대처하도록 해줘. 친구를 껴안을 때도 호르몬이 분비돼. 우리가 행복한 기분을 느끼는 건 그 때문이야. 학교에서 선생님이나 친구들로부터 칭찬을 받으면 자랑스러운 기분이 들지? 이 역시 호르몬과 관련이 있어. 그럼 어떤 호르몬들이 있는지 좀 더 자세히 들여다볼까?

옥시토신

과학자들은 옥시토신을 사랑 호르몬이라고 불러. 이 호르몬은 우리가 사랑을 느끼고 표현하는 데 도움을 줘. 불안과 스트레스를 줄이고 마음을 편안하게 만드는 효과가 있어. 네가 친구를 껴안거나 부모님이 널 따뜻하게 안아줄 때면 몸에서 옥시토신이 나와. 서로 사랑하고 사랑받는 게 기분 좋은 이유는 바로 옥시토신 때문이야.

세로토닌과 도파민

이 둘은 행복 호르몬이라고 불려. 어려운 숙제를 끝낸 뒤 뿌듯한 기분이 든 적이 있지 않니? 그건 네가 열심히 노력해서 어떤 일을 해내면 뇌가 도파민을 내보내기 때문이야. 더 많은 것을 성취할수록 더 많은 도파민이 나오고, 그러면 기분이 더 좋아져. 도파민 덕분에 의욕을 가지고 노력할 맛이 나는 거야. 세로토닌은 밖에서 햇빛을 쬐며 놀거나 실내 체육관을 뛰어다닐 때 나오는 호르몬이야. 운동을 많이 할수록 세로토닌이 더 많이 나오고 그만큼 기분도 더 좋아져. 만약 도파민이나 세로토닌이 충분하지 않다면 어떻게 될까? 왠지 의욕이 없고, 집중을 잘 못하거나 울적해질 수 있어.

아드레날린과 코르티솔
이 호르몬들은 너를 지켜주는 수호자라고 할 수 있어. 우리가 위험한 상황에 처하면 이를 감지한 편도체가 무섭고 두려운 감정을 일으켜. 그때 우리 몸은 위험에 맞서 싸우거나 도망칠 수 있도록 호르몬들을 내보내. '투쟁 또는 도피 반응' 기억하지? 아드레날린과 코르티솔은 바로 이 반응이 일어나게 해주는 호르몬이야. 위험으로부터 우리를 안전하게 지켜주지. 아드레날린과 코르티솔은 이렇게 도움이 될 수 있지만, 안타깝게도 늘 그런 것은 아니야.

자전거를 타고 가다가 다른 자전거와 부딪칠 뻔한 상황을 상상해봐. 그럼 우리 몸에서는 아드레날린과 코르티솔이 나와서 심장을 빨리 뛰게 하고 근육을 긴장시켜. 위험한 상황에 빠르게 반

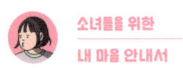

응하도록 도와주는 거야. 위험하지 않은 상황인데도 이 호르몬들이 나온다면 어떨까? 오히려 해가 될 수도 있어. 예를 들어 학교에서 퀴즈를 잘 못 풀었다고 해보자. 그런데 몸은 네가 위험에 처했다고 착각하고 이 호르몬들을 내보낼 수 있어. 진짜 위험한 상황에서 몸이 널 안전하게 지키려고 하는 건 멋진 일이야. 하지만 실제로 위험하지 않은 상황에서도 그렇다면 긴장하고 스트레스를 받는 상태가 계속될 거야. 그럼 건강이 나빠질 수도 있겠지? 정말 위험한 상황과 그렇지 않은 상황을 구별하는 것이 중요한 이유야. 위험한 상황은 아니지만 기분이 좋지 않을 때는 어떻게 감정을 다뤄야 할까? 이제까지 배운 것을 한번 확인해본 후에 그 방법을 알아보자.

 **나는 감정을 얼마나 이해하고 있을까?**

지금까지 감정에 대해 알아보았어. 우리가 감정을 느낄 때 뇌가 어떤 역할을 하는지, 호르몬이 어떤 역할을 하는지, 그리고 어떤 종류의 감정들을 느낄 수 있는지도 배웠지. 어때, 어렵지는 않았니? 네가 자신의 감정을 얼마나 잘 이해하고 있는지 한번 살펴볼까? 다음 문장들이 너를 얼마나 잘 표현하고 있는지 대답해봐.

1. 나는 화가 나거나 불만을 느낄 때 이런 감정은 자연스러운 것이고 곧 지나갈 거라고 여긴다.
   ㄱ. 보통 그렇다
   ㄴ. 때때로 그렇다
   ㄷ. 보통 그렇지 않다

2. 나는 친구들에게 "오늘 기분이 어때?"라고 물어보면서 내가 친구들을 소중히 여긴다는 걸 표현한다.
   ㄱ. 보통 그렇다
   ㄴ. 때때로 그렇다
   ㄷ. 보통 그렇지 않다

3. 나는 주변 사람들이 내 기분에 영향을 받을 수 있고, 나도 주변 사람들의 기분에 영향을 받을 수 있다고 생각한다.
   ㄱ. 보통 그렇다
   ㄴ. 때때로 그렇다
   ㄷ. 보통 그렇지 않다

4. 나는 기분이 좋지 않거나 슬프더라도 친구들에게 심술부리지 않으려고 노력한다.
   ㄱ. 보통 그렇다
   ㄴ. 때때로 그렇다
   ㄷ. 보통 그렇지 않다

5. 나는 슬프거나 울고 싶을 때 감정을 억누르지 않고 친구에게 털어놓는다.
   ㄱ. 보통 그렇다
   ㄴ. 때때로 그렇다
   ㄷ. 보통 그렇지 않다

6. 나는 친구가 안 좋은 일로 울적해하면 친구의 이야기를 잘 들어주려고 노력한다. 친구가 어떤 기분인지 알기 때문이다.
   ㄱ. 보통 그렇다
   ㄴ. 때때로 그렇다
   ㄷ. 보통 그렇지 않다

7. 나는 감정을 느끼는 건 자연스러운 일이고, 다들 서로 다른 방식으로 감정을 느끼거나 표현한다고 생각한다.
   ㄱ. 보통 그렇다
   ㄴ. 때때로 그렇다
   ㄷ. 보통 그렇지 않다

8. 나는 내가 느끼는 감정을 이해하기 어려울 때 믿을 수 있는 어른과 상담한다.
   ㄱ. 보통 그렇다
   ㄴ. 때때로 그렇다
   ㄷ. 보통 그렇지 않다

ㄱ은 3점, ㄴ은 2점, ㄷ은 1점으로 계산해서 총합을 구해봐. 혹시 점수가 18점 이상이니? 그렇다면 출발이 아주 좋아! 계속 이 책을 읽어나가면서 너 자신에 대해 더 알아봐.
18점 이하라고 해도 걱정하지는 마. 우리 모두는 배우는 중이니까 말이야. 네가 이미 알고 있는 걸 자랑스럽게 여기길 바라. 솔직하게 답해줘서 고마워. 더 많은 조언과 활동이 기다리고 있으니 계속 함께해줘.

어떻게 하면 기분이 나아질까?

우리는 하루에도 수많은 감정의 파도를 마주하며 살아가. 우리가 매 순간 감정을 느끼는 만큼, 꼭 알아야 할 것이 있어. 바로 부정적인 감정을 나아지게 만드는 방법이야. 감정을 건강한 방식으로 표현하는 것 또한 중요해. 맞거나 틀린 감정이라는 것은 없어. 하지만 앞서 말했듯 별로 건강하지 않은 감정 표현 방식은 있지. 예를 들어 화가 난다고 친구를 때리거나 소리를 지르는 것 말이야. 여기서는 네 기분이 좋지 않을 때 감정을 다스리는 좋은 방법에 대해 알아보려고 해. 이 방법들은 네 기분을 나아지게 해주고 건강한 방식으로 표현하게 도와줄 거야. 감정을 좀 더 차분한 방식으로 표현하면 주변 사람들과의 관계도 더 좋아질 수 있어. 자, 이제 그 방법들을 알아보자!

숨을 깊이 쉬어봐

호흡은 아주 자연스럽게 이뤄져. 덕분에 우리는 어떻게 숨을 쉬어야 하는지 고민하지 않아도 돼. 하지만 숨이 몸 안에 들어오고 나가는 것을 느끼면서 깊고 천천히 호흡하는 게 도움이 될 때도 있어. 마음이 불안하고 조마조마하면 심호흡을 해봐. 불안감이 서서히 줄어들고 마음이 차분해질 거야. 숨쉬기에 집중하다 보면 졸리기까지 할걸? 그럼 재미있는 심호흡 방법을 배워볼까?

    4초 동안 깊고 천천히 숨을 들이마시고, 4초간 숨을 참아봐. 그러고 나서 다시 4초간 천천히 숨을 내쉬는 거야. 마음이 차분해질 때까지 이 과정을 몇 번 반복해봐. 배 위에 네가 가장 좋아하는 인형이나 장난감을 올려놔도 좋아. 숨을 쉴 때마다 배 위의 물건이 오르락내리락하는 걸 지켜보면 더 즐겁게 할 수 있을 거야.

뭉친 근육을 풀어봐

스트레스를 받을 때 우리의 뇌는 위험에 대비하라고 몸에 신호를 보내. 그럼 몸에 있는 근육들이 긴장하지. 심한 스트레스를 받으면 어떨까? 근육이 계속 긴장하게 되고, 나중에는 목이나 어깨 등 몸 여기저기에 통증이 생길 수 있어. 긴장된 근육을 풀고 싶다면 이렇게 해봐. 숨을 크게 들이마시면서 근육이 뭉친 부분을 손으로 꽉 쥐어봐. 그리고 숨을 천천히 내쉬면서 몸에 힘을 풀고 근육을 쥔 손도 서서히 놓는 거야. 단단한 공을 이용할 수도 있어.

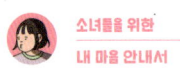

숨을 들이마시면서 공을 두 손에 꽉 쥐어봐. 그 상태를 몇 초간 유지했다가 10초간 숨을 천천히 내쉬면서 온몸과 손의 힘을 풀어. 이렇게 연습하면 긴장했던 어깨와 목 근육도 자연스레 풀어져. 우리 마음의 긴장과 스트레스도 함께 풀릴 거야.

몸을 움직여봐

운동을 하면 몸뿐만 아니라 마음도 건강하게 유지할 수 있어. 화가 나거나 기분이 축 처지거나 지루해지면 네가 좋아하는 운동을 해봐. 가만있지 말고 몸을 움직여보는 거야. 그럼 행복 호르몬이 나와서 네 기분이 나아지게 도와줄 거야. 달리기, 춤추기, 자전거 타기처럼 온몸을 부지런히 움직이는 거라면 뭐든 좋아. 부모님에게 댄스 수업이나 태권도장, 수영장에 데려가 달라고 부탁할 수도 있어. 동생이나 친구들과 함께하는 것도 좋은 방법이야. 줄넘기, 산책, 공 던지기, 훌라후프처럼 쉽고 간단하지만 재미있는 운동도 있어. 어떤 운동이든 다 도움이 될 거야.

잠을 잘 자야 해

우리가 자는 동안 몸은 매우 중요한 일을 해! 바로 휴식과 충전이야. 수면 시간이 9시간 이하이면 몸이 그 일들을 충분히 다하지 못해. 다음날 너무 피곤한 나머지 괜히 심술이 나고 나른할 거야. 또 학교에서 선생님의 질문에 잘 대답하지 못할 수도 있어.

그럼 스스로에게 실망하게 되고, 기분은 더 안 좋아지겠지. 밤에 잘 자는 게 얼마나 중요한 일인지 알겠지? 잠을 푹 잘 수 있게 해주는 몇 가지 방법을 알려줄게.

- 정해진 시간에 잠자리에 든다.
- 자기 전 설탕이 든 음료수를 먹지 않는다.
- 잠들기 직전에 음식을 먹지 않는다.
- 잠자기 1시간 전부터는 스마트폰이나 태블릿 PC 같은 전자기기를 사용하지 않는다.
- 잠들기에 앞서 책을 읽거나 잔잔한 음악, 소리를 듣는다.

너만의 안전한 장소를 상상해봐

네가 가장 행복하고 안전하다고 느끼는 장소가 있니? 기분이 좋지 않을 때 갈 수 있는 그런 곳 말이야. 없어도 괜찮아. 좋은 방법이 있거든! 머릿속으로 너만의 안전한 장소를 상상하는 거야. 눈을 감고 상상력을 펼쳐봐! 전에 가봤던 곳을 떠올려도 좋고, 네 마음대로 새로운 공간을 상상해 꾸며볼 수도 있어. 네가 가장 행복하고 안전하다고 느낄 만한 장소에 있다고 상상하는 게 중요해.

너만의 안전한 장소를 상상할 수 있게 도와줄게. 다음 질문에 답해봐.

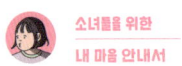

- 그곳의 벽 색깔은 어때? 바깥 하늘은 어떤 색이야?
- 그곳에서는 어떤 냄새가 나니?
- 그곳은 따뜻하니? 시원해? 땀이 날 만큼 덥거나 코끝이 시릴 정도로 춥니?
- 그곳에 있으면 어떤 소리가 들려?
- 그곳에서는 어떤 풍경들이 보이니?
- 그곳에서 너는 어떤 옷을 입고 있니?
- 혼자 있니? 혹시 누군가와 함께 있니?

네가 원하는 만큼 구체적이고 창의적으로 상상해봐. 예를 들어 초능력이 있다고 상상하는 거지. 이때 깊은 숨쉬기를 하면 마음이 더 편안해질 거야.

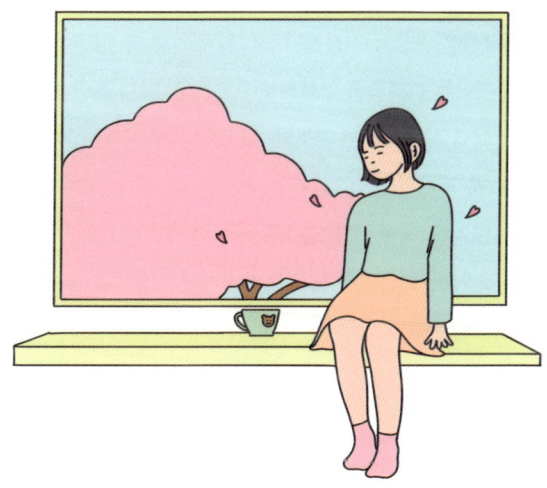

행복한 기억을 모으자!

★ 스크랩북 만들기 ★

행복한 기억은 우리를 항상 기분 좋게 만들어. 즐겁고 행복했던 기억을 떠올리면 힘든 감정도 잘 다스릴 수 있어. 친구와 같이 배꼽 잡고 신나게 웃었던 기억이나 방학 때 있었던 기뻤던 일들 말이야. 언제든 이런 기억을 꺼내볼 수 있게 스크랩북을 만들면 어떨까? 다양한 기억을 하나의 특별한 장소에 모으는 즐거운 활동이 되겠지.

스크래북을 만들기 위해서는 몇 가지 준비물이 필요해. 공책이나 두꺼운 종이, 매직펜, 볼펜, 색연필, 스티커, 도장, 자르고 붙여도 되는 사진, 가위, 풀 등. 집에서 쓸 만한 물건들을 찾아봐. 가까운 문구점에 가서 필요한 것을 살 수도 있어. 이제 스크랩북을 만들 준비가 됐니?

스크랩북을 만들어본 경험이 없더라도 걱정 마. 방법은 아주 간단해. 먼저 네가 좋아하는 기억들을 떠올려보고, 그 기억마다 종이 한 장씩을 정해줘. 그리고 창의력을 발휘해서 꾸며와. 널 행복하게 해주는 거라면 무엇이든 붙여도 좋아. 꼭 과거의 일이 아니어도 돼. 즐거운 일이 새로 생길 때마다 스크랩북을 채울 수도 있어. 점차 종이가 쌓이면 스크랩북은 가장 행복한 추억들로 가득하게 되겠지. 마음이 울적할 때마다 스크랩북을 펼쳐봐. 그럼 기분이 나아지고 다시 웃을 수 있게 될 거야.

마음챙김을 연습해봐

네 생각과 감정이 거센 폭풍우처럼 마음속에서 휘몰아쳤던 적 있니? 이렇게 마음이 복잡할 때 '마음챙김'을 실천해보는 것도 좋아. '마음챙김'이란 지금 네 마음속에서 일어나는 일들을 좋거나 나쁘다고 판단하지 않고 있는 그대로 지켜보는 방법을 말해.

우리는 하늘에 둥둥 떠다니는 구름을 어떻게 바라볼까? 복잡한 생각 없이 그냥 '구름이네' 하고 받아들이지 않니? 그처럼 마음속에 떠다니는 감정도 지나가는 구름을 보듯 가만히 바라보는 거야. 이때 네 마음속에 있는 감정이 무엇인지 말해봐. 감정을 표현하는 단어들을 사용하면 돼.

이렇게 말할 수 있겠다. "내가 지금 느끼는 건 '불안'이라는 감정이야. 나는 이 감정이 지나갈 때까지 가만히 지켜볼 거야. 감정은 잠시 머물다 지나간다는 걸 알거든." 네 마음을 알아차리고 차분히 바라보다 보면 불안한 감정으로 괴롭다기보다 그 감정을 잘 이해하고 받아들이게 돼. 부정적인 감정에 휘둘리느라 보지 못했던 지금 이 시간도 즐길 수 있게 될 거야.

지금 일어나는 일에 집중하며 즐기는 방법도 알려줄게. 먼저 종이에 꽃 한 송이를 천천히 그려봐. 펜으로 선을 하나하나 그릴 때마다 그 선을 눈으로 따라가는 거야. 점차 완성되어가는 그림을 끝까지 잘 살펴봐. 이때 다른 생각은 하지 마. 아까 한 실수나 내일 해야 할 일 따위는 떠올리지 않는 거야. 과거나 미래에 대한 걱정이 아니라 지금 종이 위에 꽃을 그리는 일에만 마음을 쏟는 거야. 평소 밥을 먹거나 친구와 놀 때도 이렇게 그 순간에만 집중하면 훨씬 더 즐거울 거야.

자신을 돌보자

'자기 돌보기'는 말 그대로 다양한 활동으로 너 자신을 잘 보살피는 거야. 네가 스스로를 긍정적으로 생각하도록 도와주는 방법이지.

두 가지 목록을 만드는 일부터 시작하자. 첫 번째 목록은 네가 좋아하는 일들로 채워봐. 따뜻한 물에 목욕하기, 재미있는 영화 보기, 좋아하는 피자 먹기 등이 될 수 있어. 두 번째 목록은 네가 항상 하고 싶은 건 아니지만, 하고 나면 뿌듯함을 느끼는 일들로 채워봐. 예를 들어 집안일을 돕거나, 학교 숙제를 하거나, 방을 청소하는 것 말이야.

첫 번째 목록은 네게 재미를 주고, 두 번째 목록은 미래의 네게 도움이 되는 일들이야. 이런 활동들로 자신을 꾸준히 챙겨봐. 그럼 내일, 다음 주, 그리고 내년에도 좋은 기분을 느낄 수 있을 거야.

이제 두 목록을 합쳐서 날마다 하나 또는 여러 개의 자기돌봄 활동을 해봐. 한쪽 목록의 활동만 하지 말고 골고루 하는 게 좋아. 자기 돌보기는 네 기분이 더 나아지게 도와줘. 좋아하는 운동

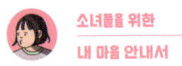

을 하는 것이든 다 먹은 그릇 치우는 일이든 모두 네 바람을 이루거나 책임을 다하는 활동이니까. 너를 더욱 즐겁게 해주고 마음도 편안하게 만들어줄 거야.

긍정적인 보디랭귀지를 사용해봐

보디랭귀지는 몸짓이나 손짓, 목소리, 표정 등으로 감정과 생각을 전달하는 것을 뜻해. 몸을 사용해서 말하는 거지. 보디랭귀지는 다른 사람들에게 너 자신과 네 감정에 대해 많은 것을 알려줘. 누가 너를 괴롭힐 때 어깨를 움츠린 적이 있지 않니? 학교 수업 중에 정답을 알 때 허리를 쭉 펴고 손을 번쩍 든 적은? 이렇게 보디랭귀지는 긍정적이거나 부정적인 의미를 담고 있어. 긍정적인 보디랭귀지를 사용하면 자신감을 키우고 기분이 나아지게 할 수 있어.

 그러기 위해서 먼저 네가 평소 사용하는 부정적인 보디랭귀지를 알아차리는 연습을 해보자. 거울 앞에 서서 네가 슬프거나, 무섭거나, 당황스러울 때 어떤 보디랭귀지를 사용하는지 관찰해봐. 네 자세나 손, 얼굴 표정이 어떻게 변하는지 잘 살펴보는 거야.

 이번엔 자신감 있는 보디랭귀지를 연습해보자. 거울 앞에 똑바로 서서 허리나 어깨를 당당하게 펴봐. 그리고 말할 땐 큰 목소리로 또렷이 말하는 거야. 부정적인 보디랭귀지를 사용하고 있다는 생각이 들면 이렇게 자신감 있는 보디랭귀지로 바꿔봐.

마음을 털어놓자

때로 감정은 혼자 다루기 힘들어. 특히 다양한 감정들을 동시에 느낄 때는 혼란스럽고 스트레스를 받게 되지. 이럴 때는 친구나 가족 또는 믿을 수 있는 어른에게 네 감정을 털어놓는 것도 네게 도움이 돼.

　감정을 꾹꾹 억누르는 대신 네가 믿는 사람들과 대화하다 보면 왜 그런 감정을 느끼는지 이해할 수 있어. 또 이야기를 나누는 동안 기분이 나아지고 넌 혼자가 아니라는 생각이 들지.

　만약에 스트레스를 받는 일이 생기면 믿을 수 있는 주변 어른에게 이야기를 해봐. 물론 너를 괴롭히는 일에 대해 바로 털어놓기 힘들 수도 있어. 그래도 괜찮아. 너를 아끼는 사람과 시간을 보내는 것만으로도 기분이 좋아지고 마음이 차분해지거든. 그럼 곧 네 마음을 터놓을 수 있을 정도로 편안해질 거야.

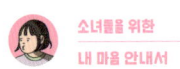

★ 누가 '믿을 수 있는 어른'일까? ★

친구들에게 네 감정을 이야기하는 것도 좋지만, 믿을 수 있는 어른과 이야기하면 더 많은 도움을 받을 수도 있어. 어른들은 네가 느끼는 감정들을 이미 경험해봤기 때문에 조언을 해주거나 널 지지해줄 수 있거든. 믿을 수 있는 어른은 같이 있을 때 편안하고 안전한 느낌을 줘. 너의 행복을 바라고 너의 몸이나 마음을 절대로 해치지 않을 사람이야. 다른 어른에게 자신의 존재를 비밀로 해달라고도 하지 않고, 네가 불편해할 말을 하지도 않아. 공공장소에서 이야기 나누는 걸 꺼려하지도 않지. 네가 속마음을 털어놓고 싶다고 말했을 때 너를 사람들이 잘 드나들지 않는 장소로 불러내어 불안하게 만들지도 않을 거야. 믿을 수 있는 어른은 부모님이나 학교 상담 선생님, 담임 선생님, 코치 선생님 또는 네 할아버지나 할머니가 될 수도 있어.

하지만 모든 어른을 신뢰할 수는 없어. 만약 어떤 어른과 대화하는데 이상한 직감이 든다면 그 느낌에 주의를 기울여야 해. 그 사람이 믿을 만한 어른이 아니라는 신호일 수 있거든.

믿을 수 있는 어른과 이야기를 나누고 싶다면 네 감정을 이야기하면서 시작해봐. 예를 들어 "친구들이 나를 따돌려서 슬퍼요. 시간이 나실 때 더 자세히 이야기하고 싶어요"라고 말이야. 믿을 수 있는 어른에게 말하는 연습을 할수록 네가 느끼는 감정을 더 자신감 있게 이야기할 수 있을 거야.

 **이제 뭘 해야 하는지 알겠어!**

지금까지 네 기분이 나아지게 도와주는 여러 가지 방법을 알아보았어. 이러한 방법들로 부정적인 감정을 좀 더 나아지게 할 수 있다면 좋겠지? 혼자서도 잘 할 수 있게 아래에 연습 문제를 넣어두었어. 왼쪽은 네가 어떤 상황에서 겪을 수 있는 감정이고, 오른쪽은 감정을 잘 다룰 수 있는 방법이야. 그럼 각 상황에 도움이 될 좋은 방법을 연결해볼까?

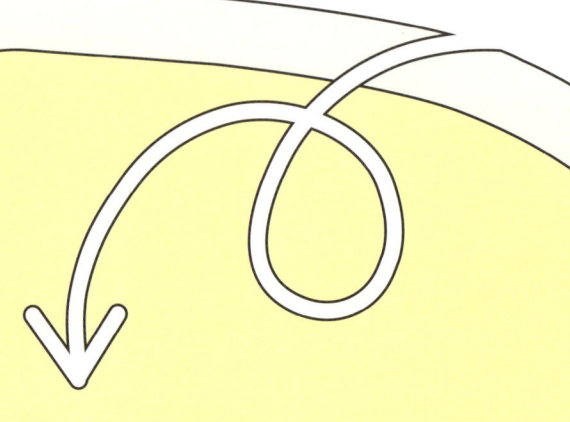

상황마다 좋은 방법을 찾아서 연결해봤니?
사실 정답은 없어. 저마다 다르기 때문이야.
우리가 배운 방법들은 어떤 상황에서도 쓸모가 있을 거야.

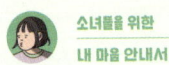

상황	대처법
전학 온 아이에게 질투심을 느낄 때	나만의 안전한 장소 상상하기
나의 가장 친한 친구가 다른 친구와 시간을 더 많이 보내서 속상할 때	깊이 숨쉬기
가족과 자동차로 이동하거나 여행하는 동안 불안감을 느낄 때	마음챙김 연습하기
친구들과 공놀이를 하다 공을 놓쳐서 당황스러울 때	자기돌봄 활동하기
수학 퀴즈를 잘 풀고 난 뒤 스스로가 자랑스러울 때	보디랭귀지 바꾸기
마음이 울적하고 좋아하는 일도 하고 싶지 않을 때	마음 털어놓기

2장 변화하는 나의 마음

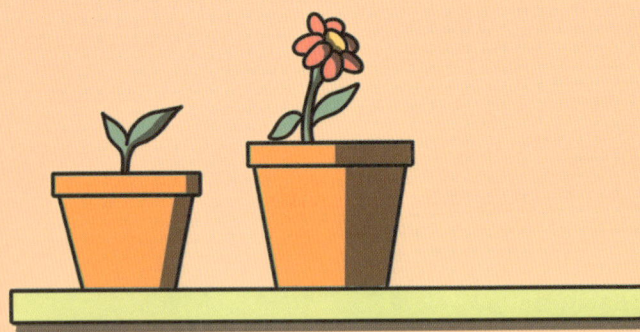

이제는 네가 매일 조금씩 성장하고 변화하고 있다는 걸 알게 되었을 거야. 전보다 생각도 깊어졌고, 다양한 책임을 질 수도 있게 되었어. 점차 너다운 모습을 찾아가고 있다는 것도 깨닫길 바라. 어쩌면 몇 년 전에는 직접 음식을 만들거나, 새로운 운동을 배우거나, 공부를 더 잘하게 되거나, 누군가에게 좋은 친구가 될 수 있을 거라고 상상하지 못했을 거야. 성장과 변화가 신나는 이유는 이렇게 예상하지 못한 일들을 할 수 있어서지. 모두 이런 예상 밖의 변화를 겪어. 그 변화를 받아들이는 옳은 방법이 따로 있지는 않아. 다만 변화 속에서 느끼는 감정들을 건강한 방법으로 다룰 수는 있어. 그러면 어떤 변화에도 잘 대처할 수 있다는 자신감이 생길 거야.

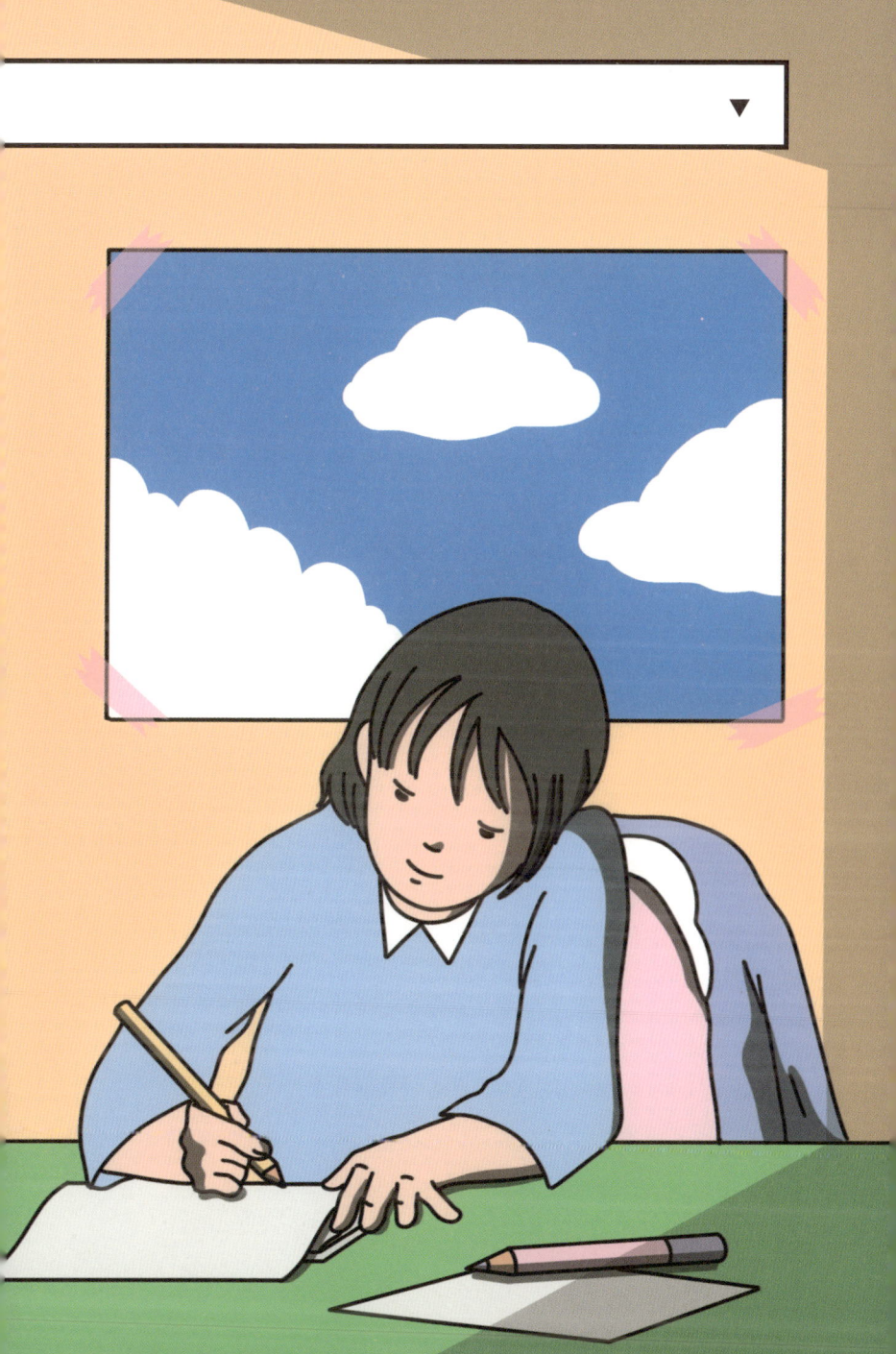

긍정적인 사고방식

수시로 변하는 감정들은 널 혼란스럽게 해. 피곤하거나, 배가 고프거나, 나쁜 소식을 들었을 때는 훨씬 더 강하게 느껴질 테고. 이런 감정들은 네가 느끼고, 생각하고, 행동하는 방식에도 영향을 주곤 해. 하지만 그 감정들이 네가 누구인지를 결정하는 건 아니야.

우리는 나 자신과 내가 느끼는 감정을 떨어뜨려서 생각할 필요가 있어. 마치 나 자신과 내가 저지른 실수를 따로 놓고 생각하는 것처럼 말이야. 가끔 실수하더라도 나는 여전히 좋은 사람이 될 수 있잖아. 그것처럼 지금은 슬퍼도 시간이 지나면 다시 원래의 쾌활한 내가 될 수 있는 거야. 그러려면 수시로 변화하는 감정들을 잘 알아차리고, 잘 다루면 돼.

부정적인 감정을 강하게 느끼거나 뭘 해도 잘 안 되는 날이 있지 않니? 이럴 땐 자신이 아무리 긍정적인 사람이라도 다시는 예전처럼 밝아지지 못할 것 같다는 느낌이 들어. 하지만 이건 느낌일 뿐이야. 감정들은 한곳에 머물러 있지 않으니까. 왔다가 떠날 수밖에 없어. 중요한 건, 그 감정들을 느낄 때 네가 어떻게 행동하느냐야.

긍정적인 감정은 긍정적인 행동을 가져오는 반면, 부정적인 감정은 부정적인 행동을 가져오곤 해. 그런데 부정적인 감정을 느낄 때 부정적으로만 행동한다면 어떻게 될까? 속상할 때 네가 아끼는 친구에게 소리를 지른다면, 네 기분도 나빠지고 친구와도 사이가 멀어질 거야. 이렇게 부정적인 행동들은 너 스스로를 더 힘들게 하고 친구에게 상처를 주기도 해. 건강하지 않은 행동이라고 할 수 있지. 그럼 좀 더 건강한 방식으로 행동하려면 어떻게 해야 할까?

우리는 '감정'을 느끼고, '행동'을 하기 전에 '생각'을 해. 이 생각은 마음속에서 들려오기 때문에 '내면의 목소리'라고도 하지. 이 목소리가 네가 어떤 행동을 할지를 결정하는 거야. 부정적인 생각은 건강하지 않은 행동을 불러와. 너 자신과 소중한 사람을 상처 입히는 그런 행동 말이야. 그러니 이 생각을 긍정적으로 바꾸면 더 건강한 행동을 할 수 있어. 그 방법을 알려줄게!

먼저 어떤 생각이냐에 따라 색을 정해보자. 부정적인 생각은

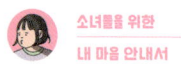

빨간 생각, 긍정적인 생각은 초록 생각이라고 하자고. 빨간 생각은 이런 거야. "오늘 학교에서 미술 수업을 하는데 아무도 나한테 자기 팀에 들어오라고 하지 않았어. 내가 그림을 못 그려서이겠지. 그러니 앞으로도 친구들한테 끼워달라고 하지 않겠어." 초록 생각은 이러해. "오늘은 미술 수업에서 혼자 그림을 그릴 수 있었어. 그림 그리는 데 집중해서 그런지 아주 잘 그린 것 같아. 혼자서도 잘 해낸 내가 자랑스러워. 그래도 내일은 친구들에게 같이 하자고 이야기해봐야지." 두 생각의 차이를 알겠니? 빨간 생각은 어떤 일이 일어났을 때 그 일의 나쁜 점만 이야기하는 거야. 반대로 초록 생각은 좋은 점을 찾아내는 거지.

물론 마음속 빨간 생각들이 너무 강력해서 그 생각을 멈출 수 없다고 느낄 수도 있어. 하지만 조금만 연습하면 부정적인 빨간 생각을 긍정적인 초록 생각으로 바꿀 수 있어. 다음의 방법을 따라해봐.

1. 자신이 어떤 부정적인 생각을 하고 있는지 살펴본다.
2. 그 상황에서 좋은 점을 찾아본다.
3. 부정적인 생각을 좋은 점에 초점을 맞춘 말로 바꾸어본다.

이 방법으로 빨간 생각을 초록 생각으로 바꾼 예를 살펴볼까?

빨간 생각 나랑 제일 친한 친구가 오늘은 나 말고 다른 친구랑 놀고 있어. 걔는 더 이상 날 좋아하지 않는 거야.

초록 생각 나랑 제일 친한 친구가 오늘은 새로운 친구랑 친해지기로 결심했나 봐. 그건 걔가 날 싫어해서가 아님을 난 잘 알고 있어. 난 내 친구가 자랑스러워. 새로운 친구를 사귀는 건 어려운 일이잖아. 나도 언젠가 그렇게 해볼 거야. 난 내 친구의 결정을 받아들이는 좋은 친구가 돼야지!

빨간 생각 독서 능력이 부족해서 선생님과 따로 공부하게 되었어. 난 다른 친구들보다 머리가 나쁜 것 같아.

초록 생각 선생님과 일대일로 공부할 수 있는 기회가 생겼어. 선생님과 집중해서 책을 읽을 수 있어서 참 좋아. 벌써 많은 걸 배운 기분이야.

부정적인 생각을 잠재우는 또 다른 좋은 방법이 있어. 그 생각에 빨간 생각이라는 딱지를 붙이고 이렇게 말하는 거야. "난 이게 빨간 생각이란 걸 알아. 빨간 생각 대부분은 사실이 아니야. 그럼 이제 어떻게 하면 좋을까? 그래, 이 일에 대해 초록 생각을 해봐야겠어!"

긍정적으로 생각해봐!

빨간 생각을 **초록 생각**으로 바꾸는 연습을 좀 더 해볼까? 다음 상황들에서 긍정적인 방향으로 생각을 바꿔 빈칸을 채워봐.

빨간 생각: 내 친구 서연이는 내가 혼자 버스를 탄 적이 없다고 하니까 날 놀렸어. 날 완전히 애 취급하더라고.
초록 생각: _____
_____

예) 서연이는 내 말을 듣고 놀란 것 같지만, 아마 서연이도 혼자서는 못하는 일이 있을 거야. 뭔가를 배우는 속도는 사람마다 다르잖아. 이건 새로운 걸 배울 기회일 수도 있어. 부모님에게 버스 타는 법을 알려달라고 해야지.

빨간 생각: 어젯밤에 부모님이 나와 내 동생에 대해 이야기하면서 다투는 걸 들었어. 부모님이 싸운 게 우리 잘못인 거 같아.
초록 생각: _____
_____

예) 엄마, 아빠 같은 어른도 감정이 격해지면 마음에 없는 말을 하곤 해. 하지만 그건 진심이 아닐 때가 많아.

빨간 생각 : 체육 시간에 조를 짜서 운동하는데 친구가 자꾸 장난쳐서 내가 화를 냈어. 그 친구는 이제 나하고 말도 하지 않겠지.
초록 생각 : _____
_____

예) 친구에게 내가 화를 낸 이유를 차분히 설명해야겠어. 내가 화를 내서 기분이 상했다면 미안하다고 해야지. 그럼 나도 친구도 기분이 나아질 거야.

이번에는 최근에 했던 **빨간 생각**을 세 가지 적고, 그걸 **초록 생각**으로 바꾸는 연습을 해보자.

빨간 생각 : _____
초록 생각 : _____

빨간 생각 : _____
초록 생각 : _____

빨간 생각 : _____
초록 생각 : _____

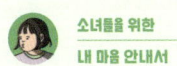

자의식에서 자신감으로

친구들이 네가 하는 모든 말과 행동을 지켜보는 것 같다고 생각한 적이 있니? 오늘따라 거울에 비친 내 모습이 별로인 것처럼 느껴진 적은? 이런 생각과 감정은 '자의식' 때문에 생기는 거야. 자의식이란 내 모습, 성격, 행동이나 말이 어떠한지 느끼고 아는 것을 말해. 네 또래친구들에게 자의식이 강한 건 흔한 일이야. 그리고 그게 늘 나쁜 것도 아니지. 네가 행동하고 말할 때 더 조심하게 해주니까 말이야. 친구에게 너무 직접적으로 말하면 나를 안 좋게 생각할까 봐 말을 에둘러 하듯이. 하지만 자의식이 지나치면 네가 다른 사람에게 어떻게 보일지 무척 신경쓰게 돼. 그럼 스스로가 부족하고 모자란 것 같다고 느낄 수도 있어.

그렇다면 자신감이란 무엇일까? 너 자신과 너의 능력에 대해 믿음을 가지고 자랑스럽게 느끼는 걸 말해. 자신감의 꽃이 피는 데는 시간이 걸려. 자신감은 새로운 걸 시도하고, 두려움에 맞서고, 많은 일을 경험하면서 자라나기 때문이야. 친구들과 축구를 하다 골을 넣으면 어떤 기분이야? <u>스스로가 자랑스럽게 느껴지지 않니?</u> 네가 무엇을 잘하는지 알려주는 이런 경험은 자신감을 쌓는 데 도움을 줘.

무언가를 항상 잘해야만 자신감을 얻을 수 있는 건 아니야. 끊임없이 노력하고, 성실히 연습하고, 최선을 다했다고 느낄 때도 자신감은 자라나거든. 또 스스로를 있는 그대로 받아들이고 소중히 여기면 자신감은 커질 수 있어. 다른 사람의 생각이나 시선을 걱정하거나 신경 쓰는 대신에 말이야.

지나친 자의식을 자신감과 맞바꾸고 싶다고? 그럼 이렇게 해 보면 어때?

나의 멋진 점 찾기

네 모습이 어떻게 보일지 걱정될 때는 당당한 자세로 거울 앞에 서봐. 그리고 너 자신에 대해 마음에 드는 점 세 가지를 말해봐. "난 눈썹이 귀엽게 생겼고, 사람들에게 친절하고, 책을 열심히 읽어." 어떤 것이든 좋아! 자신감을 키우는 데는 다른 사람이 아닌 네 생각이 중요해. 있는 그대로의 모습에서 멋진 점을 찾아봐.

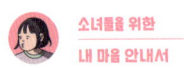

가까운 이들과 연습하기

사람들 앞에서 어떤 활동을 해야 할 때 주위 시선이 신경 쓰인다면 그 활동을 미리 연습해봐. 예를 들면 네가 편안함을 느끼는 사람들과 노래나 달리기 연습을 하는 거야. 누군가 앞에서 무언가를 하는 게 익숙해질 때까지 말이야. 충분히 연습하고 나서는 '연습한 대로만 하면 돼'라고 생각해봐. 그럼 더 자신감을 가지고 해낼 수 있어.

이렇게 자신감을 키우는 방법을 실천한 뒤에는 어떤 점이 좋았는지, 어떤 기분이 들었는지 공책에 적어봐. 그럼 자신감이 자라나는 모습을 보면서 뿌듯함을 느낄 수 있을 거야.

★ 미디어 메시지 ★

거울에 비친 내 모습이 다른 모습이기를 바란 적이 있지 않니? '신체 이미지'란 우리가 우리의 몸에 대해 가지고 있는 생각이나 느낌을 말해. 우리가 건강한 몸으로 살아갈 수 있다는 건 몸의 생김새나 크기, 능력과 관계없이 그 자체로 행운이야. 하지만 우리는 쉽게 이 사실을 잊고 다른 모습이었으면 하고 바라기도 해.
인터넷, TV, 광고판, 잡지처럼 정보를 전달하는 도구를 '미디어'라고 해. 이 미디어들은 예쁘고 마른 연예인을 비롯해 수많은 영상과 사진

이미지를 보여줘. 우리는 하루에만 600개가 넘는 이미지와 마주하고 있어. 이 이미지들에는 전하고 싶은 말인 '메시지'가 담겨 있지. 이 메시지가 항상 사실이거나 도움이 되는 건 아니야. 그렇기에 진실하고 유용한 메시지와 그렇지 않은 메시지를 구별하는 게 중요해.

여러 메시지 가운데 너의 신체 이미지에 부정적인 영향을 주는 것을 조심해야 해. '이렇게 생겨야 예쁘다, 이렇게 날씬해야 아름답다' 같은 메시지 말이야. 이런 메시지는 스스로를 부족하다고 느끼게 만들 수 있어. 이 세상에 완벽한 사람은 없어. 배우와 모델조차 사진작가나 화장 전문가, 미용사가 열심히 꾸며준 모습으로 TV와 광고에 등장하거든. 사실 이건 자연스러운 모습이 아니야. 그러니 이런 모습과 너를 비교하면서 울적해할 필요는 없어.

네가 스스로를 있는 그대로 인정하고 아낀다면 자신감이 생겨날 거야. 매일 수많은 메시지를 접하더라도 흔들리지 않는 자신감 말이야. 여기에 도움이 될 좋은 방법을 알려줄게. 거울을 보면서 매일 이렇게 말해보는 거야. "나는 지구상에 단 하나뿐이야. 그 자체로 충분히 멋지고 매력적이지. 난 내 모습 있는 그대로를 받아들이고 소중히 여길 거야!"

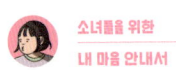

창피함에서 편안함으로

창피한 감정을 느껴본 적이 있니? (나는 있어!) 얼굴이 빨갛게 달아오른다고 느끼거나 사람들이 볼 수 없는 곳으로 숨어버리고 싶다고 느끼는 감정을 창피함이라고 해. 이 감정은 스스로를 우스꽝스럽다고 느낄 때 경험할 수 있어. 또 다른 사람들이 널 어떻게 생각할지 몰라 걱정할 때도 생기지. 예를 들어 수업 시간에 단어를 잘못 발음하거나, 많은 사람이 보는 곳에서 넘어졌을 때 말이야.

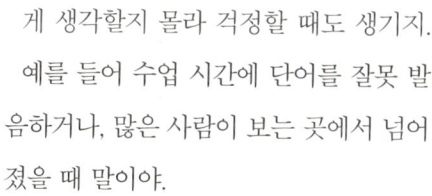

창피한 감정이 절대 사라지지 않을 거 같다는 생각도 들 거야. 그럴 때는 창피함도 다른 감정들처럼 곧 지나가리라는 걸 다

시 한번 떠올려봐. 너 혼자만 느끼는 감정이 아니라는 것도! 너의 장점들에 대해 생각하는 것도 도움이 돼. 친구들이 네가 한 행동을 계속해서 생각하지 않는다는 사실도 떠올려봐. 반 친구가 부끄러운 행동을 했다고 네가 그걸 하루 종일 곱씹지 않듯 친구들도 마찬가지야.

다른 사람의 행동을 보고 비웃는 건 좋지 않지만, 자신의 창피한 행동을 웃어넘기는 건 도움이 돼. 예를 들면 "사람들이 다 보는 곳에서 넘어져버렸네! 하하!" 하고 말이야. 네 행동에 대해 스스로 웃어넘기는 법을 배우면 창피함도 자신감으로 바꿀 수 있어. 창피한 감정을 느낄 때마다 자신감으로 향하는 사다리를 오르는 기회가 생겼다고 생각해봐. 창피한 감정을 웃어넘기는 게 편안해질수록 넌 네가 되고 싶은 사람으로 성장해나갈 거야.

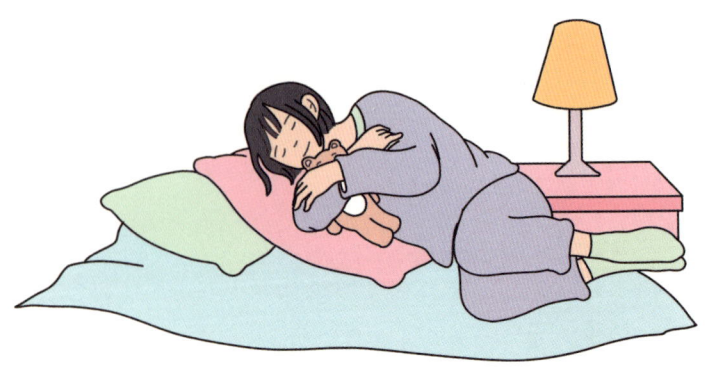

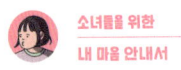

수줍음에서 용감함으로

주위에 아주 조용한 친구가 있니? 적어도 한 명쯤 있을 거야. 주변에선 그 친구를 도도하다느니 잘난 체한다느니 너무 말이 없다느니 하면서 이야기할 테고. 하지만 어쩌면 그 친구는 그저 수줍음이 많고 혼자 있는 걸 편하게 느끼는 것인지도 몰라. 이건 전혀 잘못된 일이 아니야. 수줍음은 사람들에게 말을 걸거나 큰 소리로 말하는 게 불편한 느낌을 말해. 수줍음이 많은 친구들은 눈에 띄거나 주목받는 걸 부담스러워하지. 그래서 나서지 않고 조용히 있는 걸 좋아하는 편이야. 이렇듯 어떤 친구들은 수줍음을 많이 타는 성격일 수 있어.

하지만 때로는 다른 사람들에게 받아들여지지 않을까봐 걱정하느라 수줍음을 느끼기도 해. 네가 다른 학교로 전학을 갔다고 해보자. 그럼 새로운 친구들에게 마음을 열고 다가가기가 쉽지 않겠지. 다른 아이들이 널 친구로 받아주지 않을까봐 걱정을 하고 수줍음을 느끼기 때문이야. 수줍음이 친구를 사귀고 싶지 않다는 의미는 아니야. 다만 친구들과 어울리는 게 편안하지 않아서지. 친구들에게 다가가지 못해서 때로는 외롭다고 느낄 수도 있어. 이럴 때 어떻게 하면 목소리를 낼 용기가 생길까?

한 가지 방법은 친구들에게 할 말을 미리 적어두었다가 필요한 순간에 건네는 거야. 친구들이 네가 관심 있는 놀이를 하고 있다면 "안녕, 난 ○○○야. 나도 같이해도 될까?"라고 말해볼 수 있겠지. 또 다른 방법은 친구들에게 먼저 질문해보는 거야. 그 친구가 전학 온 친구라거나, 수줍어하며 혼자 있다면 질문을 꺼내기가 더 쉬울 거야. 그 친구의 이름, 좋아하는 운동, 요즘 빠져 있는 취미에 대해 물어봐. 계속 연습하다 보면 곧 같이 놀자고 말할 용기도 생길 거야.

수줍음을 타는 것과 낯선 사람을 조심하는 것은 전혀 다른 일이라는 걸 잊지 마. 수업 시간이나 놀이터에서 큰 소리로 말하는 게 어렵다면 그건 네가 수줍음을 느끼기 때문이지만, 낯선 사람이 네게 말을 걸어올 때 조심하는 건 지혜로운 행동이야.

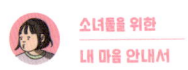

불안에서 평온으로

불안과 공포는 모두 어떤 위험에 대해 두려워하는 걸 말해. 차이가 있다면 공포는 분명히 드러나는 위험을 두려워하는 거야. 갑자기 네 앞에 개 한 마리가 나타나 짖는다고 해보자. 이 상황이 두렵다면 공포를 느끼는 거라고 할 수 있어. 불안은 어떤 일이 일어날까봐 걱정하거나, 분명하게 드러나지 않는 위험을 두려워하는 거야. 멀리서 개가 짖는 소리를 듣고 괜히 두려워진다면 불안을 느끼고 있는 거지. 이렇게 분명하거나 분명하지 않은 위험을 느낄 때 공포나 불안을 경험할 수 있어. 그럼 우리는 다시 안전한 상태가 되기 위한 행동을 취하게 돼. 소리를 지르거나, 도망을 치거나, 주변에 도움을 요청하겠지. 공포와 불안은 이처럼 우리의 안전에 도움이 되는 감정이야.

때로는 위험한 상황이 아닌데도 뇌가 위험하다고 착각하기도 해. 우리를 안전하게 지키기 위한 일이지만 그런 일이 잦다 보면 늘 공포와 불안을 느낄 수도 있어. 그러다 보면 몸이 금방 피곤해지겠지. 그리고 마음에 즐거운 감정 대신 두려움과 걱정만 가득할 거야. 그럴 땐 지금 상황이 정말 위험한지, 걱정한다고 도움이 되는지 다시 생각해야 해. 만약 아니라면 우리가 배웠던 심호흡이나 마음챙김 등을 하면서 마음을 가라앉혀봐.

공포와 불안의 종류는 다양해. 만약 큰 개나 거미, 주삿바늘을 볼 때 두려워진다면 이들에 대한 공포심을 가지고 있는 거야. 부모님과 따로 자는 게 왠지 두렵다면 분리 불안이 있다고 할 수 있지. 또 중요한 시험이 걱정되거나, 친구들이 널 좋아하지 않을까봐 걱정된다면 일반적인 불안을 경험하고 있는 거야. 누구나 이렇게 다양한 공포와 불안을 느낄 수 있어. 어떤 경우든 앞서 배웠던 감정을 다스리는 방법을 사용하면 마음이 좀 편안해질 거야. (27쪽을 펼쳐봐!) 안전한 장소 상상하기, 자기를 돌보는 활동하기, 운동하기 등 여러 가지가 있어. 그중에 네게 맞는 방법을 사용해봐. 혼자서 해결할 수 없을 정도로 심한 공포나 불안을 느낀다면 신뢰할 수 있는 주변 어른이나 상담 선생님에게 도움을 구하는 게 좋아.

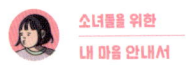

분노에서 평화로

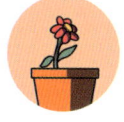

분노는 다루기 쉽지 않은 감정이야. 마음속에 화가 가득할 때는 마치 내가 평소와 다른 사람이 된 것 같지. 하지만 분노는 감정일 뿐 나를 다른 누군가로 바꾸지는 않아. 분노를 느낄 때 우리의 뇌는 무엇이 우리를 화나게 하는지 이해하느라 바쁘게 움직여. 그래서 우리가 제대로 생각하지 못하게 만들지. 분노를 가라앉히면 좀 더 차분히 생각할 수 있어. 그럼 더 나은 결정을 내리거나 더 친절하게 행동할 수 있을 거야.

혹시 동생이 자기가 잘못해놓고 널 탓해서 화가 난 적 없니? 똑같이 갚아주겠다고 동생을 때렸다가 오히려 너만 부모님에게 혼났을지도 몰라. 화를 다스리는 좀 더 좋은 방법은 1부터 10까지 천천히 세는 것, 상상 속의 안전한 장소로 가는 것, 상대방에게 하고 싶은 말을 적어보는 것 등이야. 이런 방법들은 화를 누그러뜨려서 네가 어떤 행동을 하기 전에 차분하고 신중하게 생각할 수 있게끔 도와줄 거야.

화가 나면 베개에 얼굴을 묻고 소리를 지르거나, 딱딱한 공을 꽉 움켜쥐고 싶을 수도 있어. 기분이 나아질 때까지 가만히 있거나 아무하고도 말하지 않을 수도 있고. 화를 어떻게 다스리든 다른 사람들과 너 자신에게 해가 되지 않는다면 괜찮아.

★ 괴롭힘 ★

이 세상에 괴롭힘당하는 걸 좋아하는 사람은 없어. 그리고 그 누구도 괴롭힘을 당해선 안 돼.

따돌림이나 괴롭힘은 당하는 사람에게 분노와 무력감, 외로움을 느끼게 만드는 고통스러운 경험이야. 괴롭힘은 누군가의 화, 불만, 질투, 슬픔에서 시작될 수도 있어. 혹시 이런 부정적인 감정을 느낀 뒤 친구나 동생에게 상처를 주고 그걸 후회했던 적 있니? 자신의 감정을 건강한 방법으로 풀지 못하면 다른 사람을 괴롭히는 행동을 할 수도 있어. 네가 진심으로 바란 건 아니라고 해도 말이야. 마음 털어놓기, 부정적인 생각을 긍정적인 생각으로 바꾸기같이 감정을 다루는 건강한 방법들을 기억하고 있지? 기분이 안 좋을 때마다 이런 방법을 사용한다면 다른 사람에게 상처 주지 않을 수 있을 거야.

반대로 누군가가 널 끊임없이 괴롭히고, 네 기분을 상하게 하고, 무섭거나 불안하게 해서 학교에 가기 싫어질 수도 있을 거야. 이런 괴롭힘은 오프라인은 물론 온라인에서 일어나기도 해. 만약 괴롭힘을 당하고 있다면 이렇게 해봐.

1. 믿을 수 있는 어른에게 바로 알리고 도움을 구한다. 필요하다면 학교에 알리거나 학교폭력신고센터에 신고한다.
2. 또다시 괴롭힘이 일어나거나, 나를 괴롭히는 사람이 따로 보자고 하면 믿을 수 있는 어른에게 바로 알린다.
3. 사람들이 많이 다니지 않는 장소를 피한다.
4. 혼자 다니지 말고 다른 친구와 같이 다닌다.
5. 등하교할 때 불안하다면 부모님에게 함께해달라고 부탁한다.
6. 외출할 때는 부모님에게 언제 어디서 누구와 만나는지를 알린다.
7. 괴로운 마음을 속에 담아두지 말고 내가 믿는 사람에게 털어놓도록 한다.

만약 괴롭힘이 온라인이나 스마트폰을 통해 일어난다면 이렇게 해봐.

1. 메시지에 답장하지 않는다.
2. 받은 메시지를 모아서 사진을 찍거나 저장해둔다.
3. 그 메시지를 믿을 수 있는 어른에게 보여주고 도움을 청한다. 필요하다면 학교에 알리거나 경찰에 신고한다.
4. SNS 계정을 비공개로 바꾸고 자신을 괴롭히는 사람을 차단한다.
5. SNS나 메신저를 꺼두고 잠시 사용하지 않는다.

* 학교나 경찰에 신고하는 법
  - 학교에 알리는 방법: 담임 선생님이나 상담 선생님에게 직접 이야기하거나 선생님의 이메일, 학교 내 신고함 등을 이용
  - 학교폭력신고센터에 신고하는 방법: 국번 없이 117로 전화하여 상담 및 신고

혹시 너의 상황과 속마음을 심리상담가에게 털어놓고, 조언을 얻거나 도움을 구하고 싶니? 그렇다면 부록을 살펴봐. '너를 위한 연락처'(142쪽)에 네가 처한 상황에 따라 이야기를 나눌 수 있는 곳과 직접 소통하는 방법을 정리해두었어. 네게 도움이 될 거야.

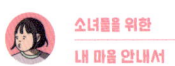

슬픔에서 희망으로

슬픔은 행복, 분노 같은 1차적 감정 중 하나야. 1차적 감정은 우리 몸과 마음이 더 빠르게 알아차릴 수 있어. 이 감정들은 다른 감정들보다 더 강하게 느껴지거든. 슬픔은 강한 감정이지만 누구나 종종 겪는 자연스러운 감정이야.

우리가 슬픔을 느끼는 이유는 다양해. 그래서 언제 슬퍼할지 말지를 우리 마음대로 결정할 순 없어. 어느 순간에든 어떤 이유로든 슬퍼질 수 있어. 하지만 가능한 한 최선의 방법으로 슬픔을 다룰 수 있어. 예를 들어 좋아하는 운동을 하거나 음악에 맞춰 춤을 추는 것처럼 몸을 움직이는 거야. 악기 연주하기, 그림 그리기 같은 취미 활동을 할 수도 있지. 친구에게 털어놓기, 거울 앞에 서서 자신에게 긍정적인 이야기 해주기도 좋은 방법이야.

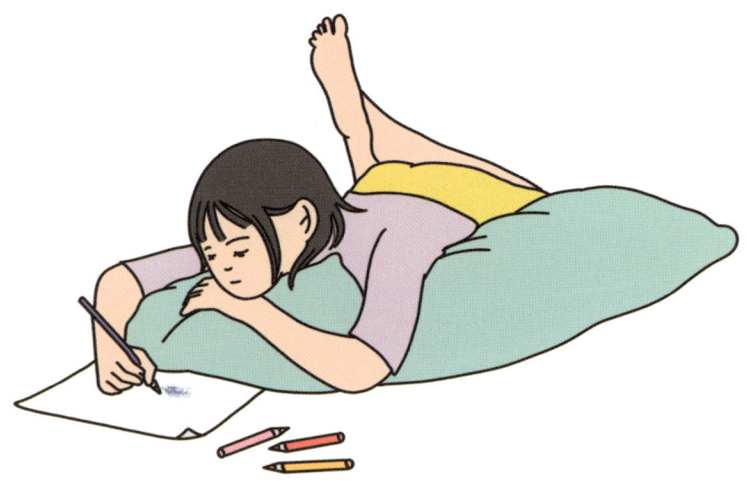

    상실감은 누군가를 잃었을 때 마음속에 느껴지는 깊은 슬픔을 말해. 사랑하는 사람이나 반려동물이 세상을 떠나면 많이 슬프고 심지어 화가 날 수도 있어. 평소엔 친구들과 웃고 놀면서 하루를 보낼 수 있었겠지만 누군가를 잃으면 깊은 슬픔에 빠져서 울고만 싶어질 거야. 상실감은 잠시 머물다 지나가더라도 다시 돌아올 수 있어. 이 감정은 우리가 잃은 누군가가 우리에게 아주 특별한 존재였다는 사실을 깨닫게 해줘. 그리고 앞으로도 계속 기억하고 사랑할 거라는 것도 말해주지.

    이런 상실감을 다루는 데 도움이 되는 방법을 알려줄게. 바로 네 마음속 슬픔을 그림으로 표현해보는 거야. 네 슬픔이 너에게

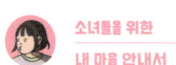

어떻게 보이는지 그려봐. 짙은 먹구름을 그리거나 어두운색으로 선을 마구 그릴 수도 있겠지. 물론 밝은색으로 표현할 수도 있어. 네가 느끼는 상실감에 대해 충분히 이야기하는 것도 도움이 돼. 얼마나 슬픈지, 무엇이 가장 힘든지 친구에게 이야기하거나 일기장에 적어봐. 슬픈 감정 때문에 몸 상태가 변하는 게 걱정될 수도 있을 거야. 어떤 날은 눈물이 나고 또 어떤 날은 배가 아프거나 아무것도 먹고 싶지 않을 수 있어. 그럴 땐 이런 변화가 누구나 겪을 수 있는 일반적인 반응이란 걸 기억해.

슬픔은 우리에게 괴로운 일이 생겼다는 걸 알려주는 감정이야. 우리가 위로와 보살핌이 필요한 상태라고 말해주는 거지. 이런 상태를 깨닫게 되면 우리는 스스로를 달랠 방법을 찾아 실천할 수 있어. 그렇기 때문에 어떤 형태든 간에 슬픔은 중요하고 건강한 감정이야. 슬픈 감정이 잠잠해지지 않고 계속해서 강하게 느껴질 수도 있어. 그럴 땐 주변의 신뢰할 수 있는 어른이나 상담 선생님에게 이야기해서 도움을 받는 게 좋아.

질투에서 감사로

너보다 친구나 동생이 더 많은 관심을 받은 적이 있지 않니? 예를 들어 친구가 어떤 대회에서 우승을 하거나, 큰 무대에서 홀로 연주를 하거나, 게임에서 큰 활약을 해서 모두가 그 친구를 칭찬하는 거지. 동생이 아파서 가족이 동생만 신경 쓸 때도 있을 거야. 이런 상황에서는 너보다 친구나 동생이 더 중요한 사람인 것처럼 느껴져. 그러면서 그들과 너를 비교하기 시작하지.

하지만 비교는 네 기분이 나아지는 데 도움이 되지 않아. 오히려 질투심을 불러일으키지. 여기에 더해 화가 나거나, 부모님을 비롯해 친구의 관심을 끌기 위해 애쓰게 될 수도 있어. 말썽을 피우거나 버릇없는 행동을 해서라도 관심받고 싶어 하는 거야.

질투심은 너만의 장점을 못 보게 가리는 어두운 커튼과 같아.

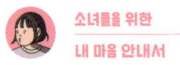

질투심이 느껴질 때는 너의 멋진 점들을 떠올려봐. 네가 잘하는 활동을 찾아 푹 빠져보는 것도 도움이 될 거야. 이런 활동을 할 때 너만의 창의성을 발휘하는 것도 좋아. 질투심을 네가 가진 장점을 발견하는 기회로 삼아봐.

때로는 다른 사람이 너를 질투할 수도 있어. 널 위한 생일 파티 때 네 동생이 질투심을 느끼는 거지. 왜 네가 자기보다 더 관심을 받는지 이해하지 못하겠다며 말썽을 부릴 수도 있어. 그렇더라도 인내심을 가지고 친절하게 대하도록 해봐.

질투심을 느낀다고 해서 네가 나쁜 사람이 되는 것은 아니야. 질투를 느낄 때 스스로에게 이렇게 질문해봐. "나는 왜 질투심을 느끼고 있지? 어떻게 하면 이 감정을 더 건강한 방법으로 다룰 수 있을까?" 하고 말이야. 반대로 너를 질투하는 상대방이 어떤 기분일지도 생각해봐. 네가 상대방의 입장이라면 어떤 대우를 받고 싶니? 네가 대우받고 싶은 대로 다른 사람을 대해보자. 그럼 서로 더 좋은 관계가 될 수 있을 거야.

네가 다른 사람과 자신을 비교하고 있다는 생각이 들면 바로 멈춰봐. 그리고 이렇게 말하는 거야. "지금 나는 질투심이라는 감정을 느끼고 있어. 그런데 남을 부러워하기만 하다 보면 내 장점을 못 보게 될 수도 있잖아. 난 다른 사람을 질투하기보다 내가 감사할 수 있는 일이 뭔지 생각해보겠어."

감사하는 마음을 가져 보자!

★ 감사 일기 쓰기 ★

우리 삶 속엔 행복하고 감사한 일들이 참 많아. 하지만 때로는 그게 어떤 일들이었는지 잊어버리곤 하지. 그렇기 때문에 감사하는 마음에도 연습이 필요해.

먼저 공책이나 종이 몇 장을 준비해봐. 맨 위에 오늘의 날짜와 요일을 적고 오늘 감사하다고 느낀 일들을 적어와. 사소해도 괜찮아. 무엇이든 감사한 일이 될 수 있거든. 만약 쉽게 떠오르지 않는다면 하루를 되돌아보거나 방 안을 살펴보면서 널 행복하게 만드는 것들을 찾아봐. 점심 때 스파게티를 먹은 일이나, 심부름하고 받은 칭찬, 새로 사귄 친구, 네 마음에 드는 축구공이나 신발 등 생각보다 훨씬 많을 거야.

어때, 모두 적어봤니? 축하해! 이제 막 감사 일기를 시작한 거야. 감사 일기는 남과 널 비교하기보다 네 일상의 좋은 점을 발견하게 도와줘. 매일 감사한 일들로 공책을 가득 채워봐. 그리고 기분이 안 좋은 날에는 감사 일기를 펼쳐봐. 그럼 일상에서 행복하고 감사한 일들을 다시 한번 떠올릴 수 있을 거야.

현서의 기분이 나아지게 도와줘!

우리는 이제까지 참 많은 것을 배웠어. 이번에는 배운 것들을 활용해서 친구를 돕는 연습을 해보자. 아래에서 다양한 감정을 느끼고 있는 친구 현서에게 도움이 될 조언이나 행동을 골라봐.

1. 현서는 내일 수업 시간에 할 발표 때문에 아주 불안해하고 있어. 나는 이럴 때 어떻게 하면 좋을까?

   ㄱ. 다른 친구들에게 말해서 현서를 같이 놀린다.

   ㄴ. 현서에게 나도 긴장하고 있다고 이야기한다. 현서가 발표하는 동안 응원하고 있겠다고 이야기해준다. 끝나고 대화하고 싶으면 나를 부르라고 한다.

   ㄷ. 현서에게 "별일도 아닌데 이제 좀 그만해"라고 말해서 긴장하는 걸 부끄러워하게 만든다.

ㄴ을 선택했다면!

ㄴ처럼 친구에게 자신도 긴장하고 있다고 알려주는 건 공감을 표현하는 좋은 방법이야. 또 이런 감정을 누구나 느낄 수 있다는 걸 서로 확인하게 해주지. 불안해하는 친구를 보면 친구에게 응원을 보내줘. 친구가 불안한 마음을 털어놓았을 때는 그 말에 귀 기울여주고. 그럼 언젠가 네가 불안해할 때 친구도 네 옆에 있어줄 거야.

2. 현서가 다른 친구의 생일 파티에서 내 뒤를 졸졸 따라다닌다. 모르는 친구들이 있어서 쑥스럽다고 한다. 나는 이럴 때 어떻게 하면 좋을까?
   ㄱ. 현서를 피해서 숨는다.
   ㄴ. 현서를 다른 친구들에게 소개해준다. 그리고 그 친구들과 현서의 공통점을 알려준다. 예를 들면 "현서도 다이어리 꾸미는 걸 좋아한대", "너네 둘 다 남동생이 있지?"와 같이 말해본다. 현서가 대화나 놀이에 참여하도록 격려한다.
   ㄷ. 현서에게 귀찮으니까 좀 비키라고 말한다.

   🙂 ㄴ을 선택했다면!
   수줍음을 타는 친구가 낯선 사람들과 어울릴 수 있도록 돕는 건 친절한 행동이야. 또 나의 사회성과 자신감을 키울 수 있는 좋은 방법이기도 해. 친구와 함께 새로운 친구를 사귀고 추억을 쌓는 일은 그 자체로도 즐거울 거야.

3. 현서가 나에 대해 사실이 아닌 이야기를 하고 다닌다는 걸 들었다. 나는 이럴 때 어떻게 하면 좋을까?
   ㄱ. 현서에게 나중에 나와 이야기할 시간을 내줄 수 있는지 차분하게 물어본다. 나와 현서 또는 믿을 수 있는 어른까지 포함해서 이 문제에 대해 함께 이야기해본다. 어쩌면 내가 들은 이야기가 사실이 아니거나 오해일 수도 있다.
   ㄴ. 다른 친구들에게 현서 흉을 본다.
   ㄷ. 현서에게 더는 친구로 지내지 말자고 한다.

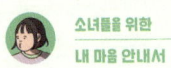
소녀들을 위한
내 마음 안내서

ㄱ을 선택했다면!

문제에 대해 터놓고 이야기하는 건 좋은 방법이야. 믿을 수 있는 어른이 대화에 참여할 수도 있어. 어른이 있으면 조언을 해줄 수도 있고, 너와 친구가 서로 상처 주는 말을 하거나 화내는 걸 막아줄 수 있을 거야.

4. 반 친구가 현서를 다른 아이들보다 키가 크다고 놀린다. 나는 이럴 때 어떻게 하면 좋을까?

   ㄱ. 현서가 나보다 키가 큰 게 마음에 안 들기 때문에 그 친구와 함께 현서를 놀린다.

   ㄴ. 현서에게 그 친구를 키가 작다고 놀려주라고 이야기한다.

   ㄷ. 현서에게 스스로에 대해 좋아하는 점을 적어서 리스트를 만들어보라고 권한다. 사람들은 서로 다른 모습을 가지고 있고 그건 이상한 게 아니라 각자의 개성이자 매력이라고 이야기해준다. 현서에게 지금 모습 그대로도 멋지다고 칭찬한다.

ㄷ을 선택했다면!

친구에게 자신의 좋은 점을 떠올리게 하면 그 친구는 자신에게서 자랑스러워할 만한 것들을 찾아낼 거야. 모든 사람은 각자 자기만의 멋이 있다는 것도 깨닫게 되겠지. 또 네 칭찬은 친구가 자신에 대해 긍정적으로 생각하게 도와줄 수 있어.

5. 현서가 화가 난 채로 학교에 왔다. 이유를 물어보니 동생이랑 싸웠는데 현서는 잘못한 게 없다고 한다. 그런데도 부모님은 현서보고 동생에게 사과

하라고 꾸짖었다는 거다. 나는 이럴 때 어떻게 하면 좋을까?

ㄱ. 현서에게 "뭐 그런 걸 가지고 그래. 그냥 잊어버려. 그건 그렇고 나 숙제를 잃어버린 것 같아"라고 말한다.

ㄴ. 깊은 심호흡을 하는 방법을 알려준다. 현서에게 심호흡을 하면서 마음이 차분해질 때까지 기다려보라고 한다. 마음이 진정되면 부모님과 대화해보라고 한다.

ㄷ. 화가 날 땐 하루 종일 화를 내거나 다른 친구들에게 못되게 굴어도 된다고 현서에게 말한다.

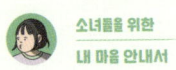 ㄴ을 선택했다면!

심호흡처럼 감정을 다스리는 데 도움이 되는 방법을 친구에게 알려주면 친구도 화가 좀 풀릴 거야. 자기가 화났다고 다른 사람에게 상처를 주는 대신 더 행복한 하루를 보내게 되겠지.

6. 현서가 하루 종일 부정적인 생각이 떠올라서 괴롭다고 털어놓았다. 이런 생각을 멈추는 방법을 모르겠다고 한다. 나는 이럴 때 어떻게 하면 좋을까?

ㄱ. 빨간 생각을 초록 생각으로 바꾸는 방법에 대해 말해준다(43쪽). 그 방법들을 같이 연습해보고 싶은지 물어본다.

ㄴ. 현서에게 "걱정하지 마. 금방 그런 생각 안 하게 될 거야. 별일 아니야"라고 말한다.

ㄷ. 현서의 부정적인 생각을 듣고 놀린다.

ㄱ을 선택했다면!

우리는 이제 빨간 생각을 초록 생각으로 바꾸는 데 전문가가 되었어. 친구에게 빨간 생각을 초록 생각으로 바꾸는 방법을 알려주면 친구는 부정적인 생각에만 사로잡히지 않을 거야. 그리고 가끔 빨간 생각을 하는 건 누구나 겪을 수 있는 일이라는 것도 알려줘. 그럼 친구는 좀 더 안심될 거야.

7. 학교에서 괴롭힘을 당하는 현서가 조언을 구한다. 나는 이럴 때 어떻게 하면 좋을까?

   ㄱ. 현서에게 어떤 괴롭힘이 있었는지 물어보고 믿을 수 있는 어른이나 선생님에게 바로 알리라고 한다. 나중에 현서가 도움을 잘 받았는지 확인한다.
   ㄴ. 혼자 알아서 괴롭힘에 맞서라고 한다.
   ㄷ. 웃으면서 "우리 학교에 누굴 괴롭히는 애들은 없어. 괜찮을 거야"라고 말한다.

ㄱ을 선택했다면!

이렇게 하면 친구는 네가 그 친구의 안전을 신경 쓰고 있다는 걸 알 수 있어. 또 친구가 괴롭힘을 당할 때 신뢰할 수 있는 어른에게 도움을 구하도록 하는 건 적절한 조언이야.

3장 달라지는 관계들

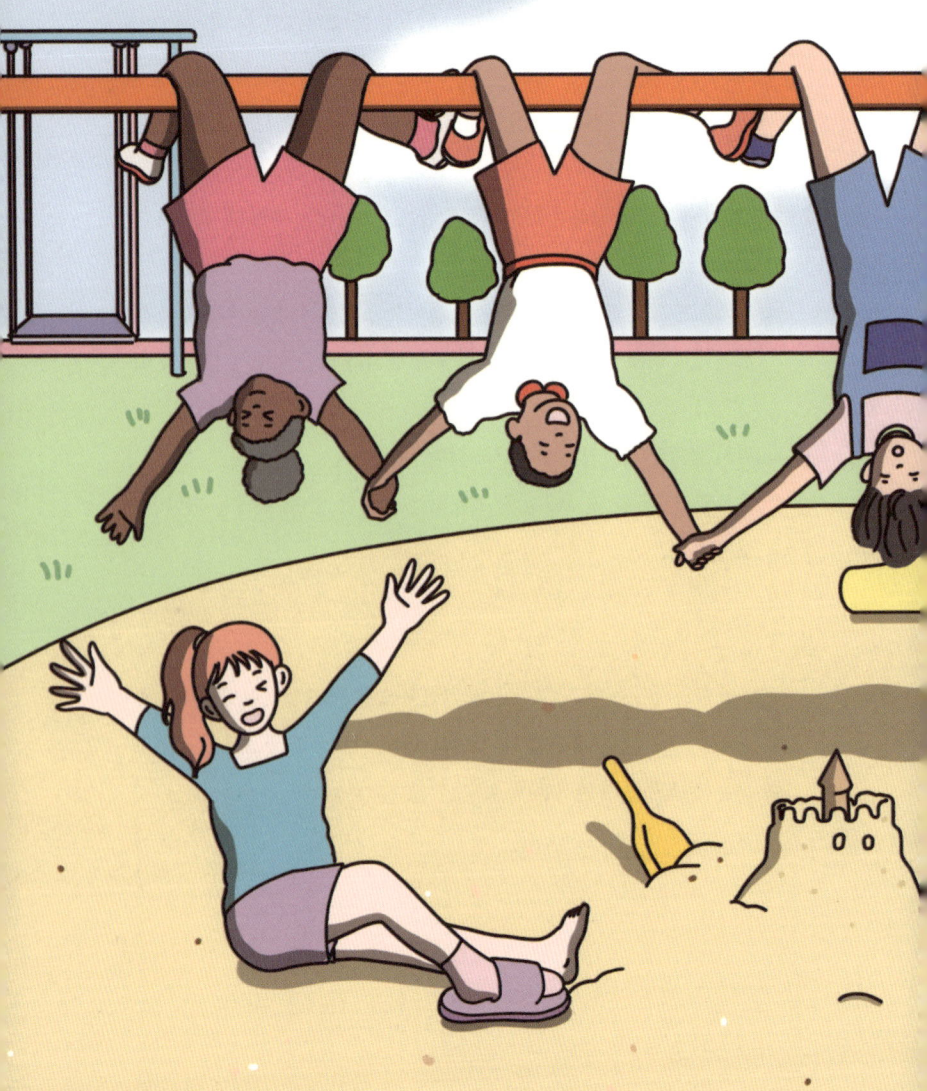

네가 변화하며 성장하는 동안 사람들과의 관계에서도 변화를 느낄 거야. 평소 친하게 지낸 친구와 다툰 후 멀어지거나 서로 다른 관심사가 생겨서 전처럼 함께하지 않을 수도 있겠지. 친구와 멀어지는 건 혼란스럽고 슬픈 일이야. 그래도 넌 혼자가 아니야. 누구나 이런 관계의 변화를 경험하거든. 가족과의 관계도 변할 수 있어. 가족에게 이야기하고 싶지 않은 일이 생기거나 부모님이 너를 간섭하는 것 같다고 느낄 수 있지. 이 또한 일반적인 성장 과정의 일부야. 관계에서 변화가 일어날 때 필요한 건강한 대처법을 같이 알아보자. 그럼 네 멋진 모습 그대로 네가 사랑하는 사람들과 좋은 관계를 맺을 수 있을 거야.

친구들

고민이 생기면 어떻게 하니? 어떨 땐 믿을 수 있는 어른과 이야기하는 게 가장 도움이 될 거야. 하지만 친구도 도움이 될 때가 많아. 너에게 또 다른 특별한 도움을 주는 존재니까. 친구는 그만의 방법으로 널 이해하고, 널 웃게 하고, 네 이야기에 귀 기울여주지. 너와 친구만 통하는 단어나 비밀 악수를 만든 적이 있을 거야. 이건 너와 네 친구만 아는 방법으로 소통한다는 이야기야. 친구와의 관계는 이렇듯 널 즐겁게 해줘. 힘든 일이 생겨도 너무 심각해지지 않게 만들어주기도 하지.

   그런데 때로는 친구 관계에서 심각한 일들을 겪기도 해. 예를 들어 다른 아이들처럼 행동해야 한다는 또래 압력을 느낄 수도 있어. 또 새로운 친구를 사귀기 어렵거나, 친구 관계가 끊어져서 힘들 때도 있을 거야. 괴롭힘에 대처하고, 단짝 친구 사이에 생긴 갈등을 풀어야 할 때도 있겠지. 성장하면서 누구나 이런 일들을 경험해. 어느 누구도 이 모든 일에 완벽하게 대처하진 못하지만 이런 일들을 다루는 좋은 방법을 배울 수는 있어. 그 방법을 살펴보기로 하자.

새로운 친구 만들기

첫 번째 친구를 언제 사귀게 되었는지 기억나니? 네가 아주 어렸을 때라면 기억나지 않을지도 몰라. 우리 몸과 마음은 건강한 우정이 우리를 행복하게 해준다는 걸 알고 있어. 그래서 어린 나이에도 친구를 사귀는 능력을 가지고 있지. 이미 친구가 있어도 얼마든지 새로운 친구를 만들 수 있어. 하지만 새 친구를 사귀는 게 때로 두렵게 느껴질 거야. 아무도 널 친구로 받아주지 않을까봐 걱정이 되니까 말이야.

그런데 혹시 그거 아니? 넌 두려울 때 네 기분을 나아지게 하는 방법을 이미 알고 있어. 보디랭귀지를 바꾸기, 몸의 긴장을 풀기, 부정적인 생각을 긍정적으로 바꾸기 등. 기억나지? 부정적인 생각들에 속아서 친구를 사귈 수 있는 기회를 놓치고 싶진 않을 거야. 두려움과 불안은 도움이 되는 감정이지만 때로 우리를 속이곤 해. 그럼 새로운 친구를 사귀는 데 도움이 될 몇 가지 요령을 알아볼까?

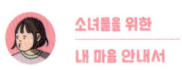
소녀들을 위한
내 마음 안내서

- 새로운 친구에게 친절하게 대한다.
- 내가 친구에게 관심이 있다는 걸 보여준다.
- 친구가 좋아하거나 싫어하는 것, 취미 등에 대해 물어본다.
- 친구의 이야기를 귀 기울여 듣는다.
- 친구의 좋은 점을 발견하고 칭찬한다.
- 학교 밖에서도 만날 약속을 한다.

이 요령들을 실천할 때 불안감을 느낄 수도 있어. 하지만 그건 좋은 신호야. 네가 용감한 시도를 하고 있을 뿐만 아니라 성장하고 있다는 의미거든.

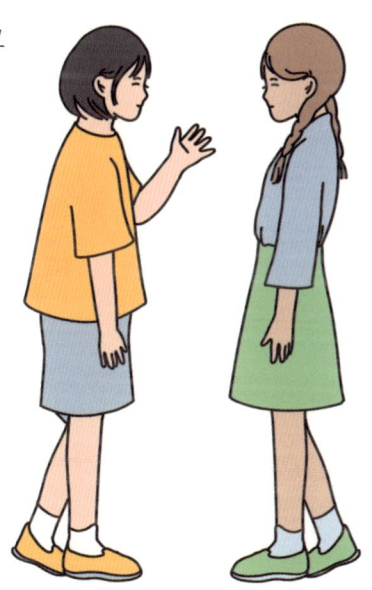

오늘 하루가 새 친구를 만나고 새로운 것을 배울 수 있는 기회라고 생각해봐. 지금은 상상하기 어렵겠지만 넌 수많은 다양한 친구와 가까워지기도 하고 멀어지기도 할 거야. 그중에서 누구보다 너와 더 잘 맞는 친구를 발견할 수도 있어.

새 친구를 사귄다고 오래된 친구와 멀어지는 건 아니야. 새로운 친구와 오래된 친구를 서로 소개해서 하나의 더 큰 친구 모임을 만들 수도 있지. 새로운 친구에게 "오랫동안 나랑 친한 친구가 있는데, 너도 그 앨 좋아할 것 같아. 그 친구랑 한번 같이 만나볼래?" 하고 말해봐.

네 기분을 상하게 하고 너에게 불친절한 친구와는 계속 친구로 지내지 않아도 돼. 새 친구든, 오래된 사이든 상관없어. 어떤 친구랑 노는 게 더는 즐겁게 느껴지지 않을 때가 있을 거야. 그럼 그 친구와 싸우거나 그 친구에게 못되게 굴지 말고 잠시 거리를 둬봐. 마음이 풀려서 다시 가까워질 수도 있고, 그러지 않을 수도 있어. 중요한 건 함께 있을 때 즐겁고, 네가 스스로를 좋아할 수 있게 해주는 사람을 친구로 둬야 한다는 거야.

단짝 친구 모임

새로운 친구를 사귀다 보면 친구들이 자주 모이게 되면서 하나의 모임으로 커지기도 해. 아니면 좀 더 작은 모임에서 아주 친한 친구 한두 명과 어울릴 수도 있어.

어느 쪽을 더 좋아하든 언젠가는 한 모임에 속하게 될 거야. 모임의 크기는 다양해. 두세 명으로 이루어진 작은 모임도, 열 명 이상의 큰 모임도 있지. 모임의 종류도 다양해. 운동을 좋아하는 친구들의 모임, 교회에 같이 다니는 친구들의 모임, 그림 그리기가 취미인 친구들의 모임처럼 말이야. 너만의 새로운 모임을 시작할 수도 있어. 스크랩북을 만드는 모임이나 반려동물을 같이

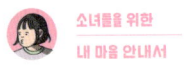

산책시키는 친구들의 모임을 만드는 거지. 그리고 누구든 모임에 초대하는 거야. 어쩌면 반려동물에게 스크랩북 만드는 법을 가르치는 모임도 만들 수 있겠지. 이건 좀 어렵겠지? 농담이야!

같은 모임에 속한 사람들이라도 저마다 개성이 있어. 그게 모임의 가장 멋진 점이지. 좋은 모임은 다양한 사람들을 모두 받아들이고 환영해.

단짝 친구 모임은 말 그대로 친한 친구들만의 모임이야. 매일 만나서 농구를 하거나 악기 연주를 하는 친한 친구들의 모임일 수 있지. 아니면 그저 함께하면 좋은 친구들의 모임일 수도 있어. 이 모임에 있는 친구들은 다른 친구들보다 좀 더 가깝게 느껴질 거야. 또 내 편인 것 같다는 생각도 들지. 좋은 단짝 모임은 네게 변화를 강요하지도, 소외감을 느끼게 하지도 않아. 물론 스스로에 대해 부정적으로 생각하게 만들지도 않아.

너에게 해로운 단짝 모임도 있어. 그런 모임은 남을 험담하기도 하고, 말도 안 되는 규칙을 만들어서 널 통제하려 할 거야. 예를 들어 파란색 옷만 입으라고 하거나 매일 점심시간에 같은 자리에서 밥을 먹으라고 하는 거야. 어쩌면 그 모임 밖의 다른 사람들과 어울리면 안 된다는 규칙을 강요할 수도 있어. 이런 건 좋지도, 즐겁지도 않은 규칙이지. 이런 단짝 모임에서는 압박감을 느낄 수도 있어. 또 원래의 네 모습을 잃는 것 같다는 생각이 들기도 해.

만약 단짝 모임이 널 통제하거나, 따돌리거나, 괴롭힌다면 어떻게 해야 할까? 먼저 그 모임과 거리를 둬봐. 이 세상엔 널 좋아해줄 또 다른 모임과 친구 들이 있을 테니까. 원하는 모임을 찾는 데 도움이 필요하다면 친구나 믿을 수 있는 어른에게 네 관심사를 이야기해봐. 그럼 네게 맞는 모임을 추천받을 수 있을 거야.

어떤 모임에 속해 있든 다른 사람들의 감정을 헤아리려고 노력하는 태도가 중요해. 또 모임에 참여하는 다른 사람들을 환영하고 받아들여봐. 이런 경험들이 쌓여 너라는 사람을 만들어갈 거야.

또래 압력

점차 자라면서 네가 좋아하거나 싫어하는 게 무엇인지 알게 될 거야. 네가 어떤 사람이고 어떤 걸 편하게 느끼는지도 깨닫겠지. 이렇게 스스로를 알아가는 일은 재미있고 쉽게 느껴지기도 해. 하지만 때로는 혼란스럽고 힘들 수도 있어. 누군가가 너에게 꺼려지는 일을 하라고 강요할 때도 있을 거야. 그럴 땐 그걸 따르지 않는 게 중요해.

가족이나 오래된 친구처럼 널 이미 좋아하는 사람들과 같이 있을 때를 떠올려봐. 그럴 때는 네 원래 모습대로 행동하기가 더 쉬워. 하지만 다른 또래 친구, 특히 새로 사귄 친구처럼 널 좋아해줬으면 하는 사람들과 함께 있을 때는 '싫어'라고 말하거나 독

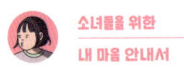

립적으로 행동하기가 더 어려워. 친구들이 널 좋아하지 않을까봐 걱정할 테니까. 그래서 네가 원하지 않는 행동이나, 옳지 않다고 생각하는 행동을 할 수도 있어.

  또래 압력이란 이처럼 네 또래의 친구들이 너의 행동이나 태도, 생각 등에 주는 영향을 의미해. 이런 압력에 대해 거부하거나 따르지 않고 스스로 결정을 내릴 필요도 있어. 그런다고 네가 재미없고 나쁜 사람이 되는 건 아니야. 오히려 아닌 건 아니라고 분명하게 말하는 건 강한 사람 또는 좋은 리더가 되는 데 도움이 되지. 너는 이미 너다운 멋진 모습을 지킬 수 있는 힘을 가지고 있어. 그럼 그 힘을 발휘하는 연습을 해볼까?

  네가 또래 압력을 느껴서 어떻게 행동하면 좋을지 알 수 없을 때는 이렇게 해봐. 종이 위에 빨간색, 노란색, 초록색 펜으로 세 가지 목록을 적어보는 거야(네가 좋아하는 다른 색을 사용해도 좋아!). 친구 A가 너에게 새로 전학 온 친구를 같이 놀리자고 하는 상황을 상상하면서 연습해보자.

  빨간색 펜으로는 네가 이 행동을 하지 않으려는 이유나, 이 행동에 확신이 없는 이유를 적는 거야.

난 다른 친구에게 못되게 굴고 싶지 않아. 그건 친구의 감정을 상하게 하는 일이야.

노란색 펜으로는 네가 이 행동을 하려는 이유를 적어봐. 압력을 느끼기 때문인지, 아니면 이 행동이 재미있을 거라고 생각해서인지 말이야.

나는 A가 날 좋아했으면 좋겠어. 만약 이 행동을 하지 않으면 나 자신이 괴로워질 거야.

초록색 펜으로는 너의 멋진 점, 네가 스스로를 자랑스러워하는 이유를 적어봐. 이 목록에 "나의 좋은 점"이라고 제목을 달거나, 목록 맨 위에 네 이름을 적고 꾸며봐.

나는 항상 다른 사람들을 친절하게 대하려고 노력한다.
나는 다른 사람이 시키는 일이 아니라 내가 옳다고 생각하는 일을 한다.

세 가지 목록을 찬찬히 들여다봐. 너에게 압력을 주는 친구에게 멋있어 보이는 게 중요하니? 아니면 너다운 모습대로 행동하는 게 더 중요하니? 무엇이 더 중요한지 스스로에게 물어보고 결정을 내려봐. 필요하다면 부모님이나 선생님에게 이야기해서 네 행동을 결정하는 데 도움을 받아도 좋아.

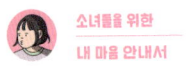

동의

네 감정과 몸은 그 누구도 아닌 너 자신만의 것이야. 네게는 사생활(개인적인 일상생활)을 보호받을 권리, 불편한 것에 대해 싫다고 할 권리가 있어. 너는 부모님에게 인터넷을 더 사용해도 되는지, 친구네 집에 놀러 가도 되는지 허락을 구하잖아. 마찬가지로 다른 사람들도 너에게 허락을 구해야 해. 네가 허락한다는 건 곧 동의를 한다는 뜻이야.

너도 다른 사람들에게 어떤 행동을 할 때에는 동의를 구해야 해. 방법은 간단해. 상대방에게 네가 어떤 행동을 해도 되는지 물어보면 돼. 예를 들어 이렇게 묻는 거지. "네가 아까 공책에 그린 그림을 봐도 될까?" 그리고 그 친구가 "그래, 좋아" 하고 허락할 때만 그 행동을 하는 거야. 동의를 얻는다는 건 이렇게 상대방의 기분과 사생활을 존중하면서 허락을 구하는 거야. '존중'이란 어떤 것을 귀하고 중요하게 여기며 대하는 것을 말해. 동의는 '존중'에서 나온다는 사실을 기억해.

동의는 직접 만나서 대화할 때만 필요한 게 아니야. 온라인에서도 동의가 필요해. 온라인에서 누군가 널 불편하게 하는 말을 한다면 그러지 말라고 할 수 있어. 직접 만나서 대화할 때도 그럴 수 있는 것처럼 말이야. 평소 친구들과 단체 사진을 찍을 때가 있지 않니? 사진 속 친구들 중에는 온라인에 사진이 공유되지 않기를 바라는 사람도 있을 거야. 그러니 온라인에 사진을 올리기 전엔 친구들에게 동의를 구해야 해. 마찬가지로 다른 사람 또한 네 동의 없이 너의 사진이나 정보를 온라인에 올릴 수 없어. 이렇게 우리는 온라인에서나 오프라인에서나 서로에게 어떤 행동을 하기 전에 반드시 동의를 구해야 해.

만약 누가 널 만지거나 네게 말을 거는 게 불편하고 싫다면, 이렇게 말해봐. "만지지 마세요." "그런 이야기하고 싶지 않아요." 이것은 예의 없는 말이 아니야. 오히려 사람들에게 널 존중해야 한다는 걸 깨닫게 해주지. 친구나 주변 어른들과 이 말들을 연습해봐. 물론 거울 앞에서 혼자 연습해도 좋아. 충분히 연습하고 나면 다른 사람들 앞에서도 편하게 말할 수 있을 거야.

네 의사 표현을 무시하는 사람이 있을지도 몰라. 그런 사람과는 어울리지 않는 게 좋아. 만약 누가 너의 동의 없이 너에게 어떤 행동을 했다면 믿을 수 있는 어른에게 꼭 말해야 해. 사소하든 사소하지 않든 그건 관계없어. 그게 믿을 수 있는 어른이 네 옆에 있는 이유야.

★ 소셜 미디어 ★

소셜 미디어는 우리가 다른 사람과 소통할 때 사용하는 웹사이트나 SNS(social network service, 소셜 네트워크 서비스), 앱 등 온라인상의 다양한 소통 매체를 의미해. 우리는 소셜 미디어를 통해 우리의 일상이나 생각을 다른 사람들과 공유하지. 친구들과 이야기를 나누는 데도 사용해.

소셜 미디어로 친구와 메시지를 주고받거나 재미있는 사진을 공유할 때는 즐겁고 행복할 거야. 친구와 가깝게 이어진 기분이 들기도 해. 만약 친구가 다른 지역이나 나라에 살고 있다면 소셜 미디어로 그 친구와 이야기하는 게 더 특별하게 느껴지겠지.

하지만 이렇게 재미있고 유용한 소셜 미디어 때문에 네 기분이 상할 수도 있어. 예를 들어 다른 친구들끼리 서로 재미있게 노는 사진이 소셜 미디어에 올라왔다고 해보자. 처음엔 친구들을 봐서 기쁘다가도 곧 부러움이나 소외감을 느낄지도 몰라. 만약 소셜 미디어에서 긍정적인 감정보다 부정적인 감정을 더 많이 느낀다면 잠시 소셜 미디어와 거리두기를 해봐. 부모님에게 소셜 미디어를 덜하게끔 도와달라고 할 수도 있어. 소셜 미디어에서 느낀 감정을 주변 어른들에게 말하는 것도 좋아. 소셜 미디어를 사용하다가 기분이 상하거나 위험을 느낄 때 그 어른에게 도움을 받을 수 있을 거야.

네가 인터넷으로 공유하는 모든 것은 항상 인터넷에 남아 있을 거야. 공유된 정보는 쉽게 사라지지 않아. 그러니 인터넷에 사진이나 글을 공유할 때는 정말 올려도 괜찮을지 깊이 생각해봐. 소셜 미디어에 가입하거나 어떤 앱을 다운로드하는 게 유행을 따르는 멋진 일처럼 보이기도 할 거야. 하지만 소셜 미디어 대부분은 만 14세 이상이어야 가입할 수 있어. 이런 규칙들은 너의 안전과 행복과 건강을 지키기 위해 만들어진 거야.
만약 소셜 미디어를 사용하다 위험을 느낀다면 이렇게 해봐.

- 게시물을 보는 사람을 제한할 수 있도록 계정을 비공개로 돌려봐.
- 비공개로 하는 방법을 모른다면 부모님이나 신뢰할 수 있는 어른에게 부탁해봐. 그리고 나를 불편하게 만드는 사람도 차단해달라고 하는 거야.
- 낯선 사람이 말을 걸어오면 대답하지 않는 게 좋아. 낯선 사람이 자신도 어리다고 하거나, 친절한 사람 같거나, 내가 아는 사람을 함께 알고 있다고 말해도. 인터넷에는 자신이 아닌 다른 사람인 척하는 사람들이 많아. 그중 진실을 말하고 있는 사람을 구별하는 건 쉽지 않은 일이거든.

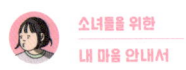
소녀들을 위한
내 마음 안내서

가족

가족의 형태나 크기는 다양해. 대가족, 소가족, 양부모가 있는 가족, 엄마나 아빠만 있는 가족, 두 명의 엄마나 두 명의 아빠만 있는 가족, 입양으로 형성된 가족, 가족 구성원을 떠나보낸 가족. 이 밖에도 많아. 어떤 친구는 부모님과 살고, 어떤 친구는 이모나 삼촌, 할아버지나 할머니와 살지. 그 모습이나 크기가 어떻든 가족의 역할은 널 지지해주고 이끌어주며, 네가 어떤 변화를 겪어도 곁에 있어주는 거야.

역할과 책임

가족을 이루고 있는 사람들을 가족 구성원이라고 해. 너의 가족 구성원은 너를 포함해서 너와 살고 있는 부모님이나 할아버지,

동생이나 이모 등을 말해. 이런 가족 구성원이 서로 맺고 있는 관계의 모습은 가족마다 달라.

　너와 가족 구성원이 변화를 겪으면서 가족 간의 관계나 역할, 책임도 끊임없이 변할 거야. 부모님도 너처럼 자신만의 변화를 겪을 수 있어. 예를 들어 새로운 공부를 시작하거나 새로운 직장에서 일하는 것처럼 말이야. 이렇게 부모님이 바빠지면 할머니나 할아버지가 부모님의 역할을 대신할 수도 있을 거야. 또 네가 부모님 대신 화분에 물을 주는 책임을 맡을 수도 있지.

　점차 자라면서 너에게 더 많은 책임이 주어진다는 걸 깨닫게 될 거야. 그리고 가족이 널 좀 더 어른스럽고 철든 사람으로 대접해주길 바라게 되지. 가족 중에 네가 막내라고 해도 더는 어린아이 취급을 받고 싶지 않은 거야. 가족 구성원 중 누가 아프거나 세상을 떠나면 이 또한 가족에게 영향을 주지. 이런 변화들은 네가 어떤 감정을 더 강하게 느끼거나 다루기 힘들게 할 수 있어.

　그럴 땐 가족 구성원이 너와 함께 변화를 헤쳐나가는 든든한 팀원이라고 생각해봐. 모든 변화를 너 혼자서 마주하지 않아도 돼. 네 옆엔 너를 도와줄 가족 구성원이 있어. 크고 작은 변화 속에서 힘들고 혼란스럽다면 가족 구성원에게 털어놓고 도움을 구하도록 해봐.

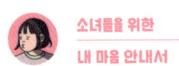

가족과 어울리기

가족과 잘 어울리며 화목하게 지내고 있니? 그렇다면 참 다행이야. 물론 그렇지 않을 수도 있어. 오빠나 동생과 전보다 더 많이 싸울지도 몰라. 또 더 강한 감정을 느끼며 아무도 널 이해하지 못할 거라고 생각할 수도 있겠지. 하지만 그런 생각이 들더라도 사실 너의 가족 구성원들은 너에게 관심을 가지고 신경 쓰고 있어. 그러니 가족에게 네 고민이나 감정을 이야기하면 기꺼이 널 도와줄 거야.

물론 가족과 이야기하는 게 때로는 어색하게 느껴질 수도 있어. 그럴 땐 같이 운동을 하거나, 게임이나 취미 활동을 하면서 자연스럽게 이야기를 나눠봐. 재미있는 이야기로 대화를 시작하는 것도 좋아. 그럼 가족과 좀 더 쉽게 소통할 수 있을 거야.

가족과 대화를 시작하는 좋은 방법을 알려줄게. 어떤 질문을 하기 전에 "엄마가 내 나이였을 때요……"와 같이 흥미로운 이야기를 꺼내보는 거야. 그리고 이렇게 물어보는 거지.

"가장 좋아하는 취미는 무엇이었나요?"
"가장 친한 친구는 누구였나요?"
"잘 못했던 과목은 무엇이었나요?"
"강한 감정을 느낀 적이 있나요? 그 감정들을 이해할 수 있었나요?"

"형제들과 싸우기도 했나요?"
"창피함을 느낀 적이 있나요? 두려움이나 또래 압력을 느낀 적은요?"
"여름 방학에는 무엇을 하며 놀았나요?"
"어떤 음식을 좋아했나요? 싫어하는 음식이 있었나요?"

이렇게 묻고 대화하다 보면 너의 부모님이 네 나이였을 때 어땠는지 알 수 있어. 어쩌면 너와 부모님도 그다지 다르지 않다는 것을 알게 될지도 몰라.

이런 대화나 게임, 활동 들은 그 자체로도 재미있어. 게다가 네가 가족과 가까워지는 데 도움도 되지. 하지만 때로 혼자 보내는 너만의 시간이 필요하다고 생각할 수도 있어. 그래도 괜찮아. 그럴 땐 "나"로 시작하는 문장을 사용해서 네가 원하는 걸 알리면 돼(뒤에서 좀 더 자세히 배워보자!). 예를 들어 이렇게 말해봐. "나는 지금 왠지 불안한 기분이에요. 그래서 혼자만의 시간이 좀 필요해요. 심호흡을 하면서 마음을 진정시키고 싶어요. 방에 잠시 들어가 있을게요."

경계

성장하다 보면 점차 다른 사람들이 적당한 경계를 지켜주길 바라게 돼. 이 역시 자연스러운 일이야. 경계를 지킨다는 건 다른

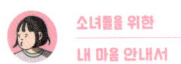

사람의 영역과 사생활을 함부로 간섭하지 않고 존중하는 걸 뜻해. 때로 넌 언니 방에 달려가서 언니가 가장 좋아하는 옷을 꺼내 입으려고 할지도 몰라. 하지만 언니는 점차 너에게 먼저 방문 노크부터 하라고 말하게 될 거야(이 말을 항상 듣기 좋게 하지 않을 수도 있어. 그래도 언니는 자기의 경계를 존중해달라고 말하고 있는 거야.). 그럴 때는 노크를 한 뒤 방에 들어가도 되냐고 물어보면 돼. 그리고 언니가 허락하면 들어가는 거야.

반대로 다른 사람들도 너의 경계를 존중해야 해. 누군가가 너의 경계를 넘는다는 생각이 들면 이렇게 말할 수 있어. "지금은 혼자 있고 싶어요", "제 사생활을 존중해주세요"라고. 사생활과 경계를 보호받고 싶다고 요구해도 네가 무례한 사람이 되는 건 아니야. 앞으로 다른 사람들과 어울리고 싶지 않다는 의미도 아니지. 부모님이나 너보다 나이가 많은 형제자매도 네 나이를 지나왔어. 그러니 경계를 지키는 게 얼마나 중요한지 이해할 거야.

"나"로 시작하는 말하기

"나"로 시작하는 문장은 네가 어떤 기분을 느끼고 있는지 전달하는 솔직한 메시지야. 그 문장들은 네게 무엇이 필요한지 알려주고, 다른 사람들이 네 기분을 이해하게 도와줘. 그리고 예상했겠지만 모두 "나"라는 단어로 시작하지. 그럼 "나"로 시작하는 유용한 문장들을 살펴보자.

"나는 학교 가기 전 아침에 너무 재촉당하면 불안해져요. 전날 밤에 미리 필요한 이야기를 해서 아침에 서두르지 않을 수 있을까요?"
"나는 내가 말할 때 아빠가 듣지 않는 것 같으면 화가 나요. 나를 무시하는 것처럼 느껴지고 상처받아요. 말할 때 나를 좀 봐주실래요?"
"나는 언니가 내 방에 그냥 들어오면 민망해져. 내 사생활을 좀 존중해줄래? 내 방에 들어오기 전엔 노크를 꼭 해줘."

이번엔 "나"로 시작하는 문장을 만들어보자.

1. 나는 _____가 _____할 때 _____한 감정을 느껴요.
   그러니 _____해주세요.

2. 나는 _____가 _____할 때 _____한 감정을 느껴요.
   그러니 _____해주세요.

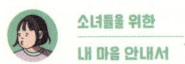

3. 나는 _____가 _____ 할 때 _____한 감정을 느껴요.
   그러니 _____해주세요.

4. 나는 지금 _____한 기분이에요. 그래서 _____
   하고 싶어요.

5. 나는 지금 _____한 기분이에요. 그래서 _____
   하고 싶어요.

6. 나는 지금 _____한 기분이에요. 그래서 _____
   하고 싶어요.

🧒 이렇게 네 기분을 전하고 무엇을 원하는지 말하는 것, 너에게 관심을 보여달라고 하는 것, 너의 사생활을 존중해달라고 하는 것은 무례한 일이 아니야. 네가 성장하고 있고 성숙해졌다는 뜻이지. 빈칸을 다 채웠다면 가족에게 보여줄 수도 있어. 그럼 가족은 네가 하고 싶은 말이 무엇인지 이해할 거야.

★ 집에 있는 동안 다양한 감정이 몰아친다면? ★

집에 있을 때 온갖 감정을 느끼는 건 자연스러운 일이야. 우리는 다른 곳보다 집에서 더 편안함을 느끼거든. 그럴 때는 감정이 밖으로 더 잘 드러나. 집에 있는 동안 분노, 불만, 질투, 실망 같은 다양한 감정을 모두 느낄 수 있어. 단 하루 동안에도 말이야. 다양한 감정으로 혼란스러울 때는 이렇게 해봐.

- 너와 너의 가족을 포함해 모든 사람이 서로 다른 감정을 느낀다는 것을 떠올려봐. 서로의 사생활과 감정을 존중하고, 누군가가 자신의 감정에 대해 이야기할 때는 귀 기울여 들어봐.
- 집 안에서 네가 편안함을 느끼는 공간을 찾아봐. 그곳에서 근육 풀기(28쪽), 마음챙김(33쪽)처럼 감정을 다스리는 데 도움이 되는 방법을 시도해봐.
- 너의 감정을 가족 구성원에게 말해봐. 만약 그게 어렵다면 주변의 믿을 수 있는 어른이나 친구에게 털어놓는 것도 좋아.
- 너를 독특하고 강한 사람으로 만드는 것들을 적어봐. 예를 들어 '나는 상상력이 뛰어나다', '나는 다른 사람들의 장점을 잘 찾아낸다', '나는 내가 옳다고 생각하는 일을 한다' 등등. 적고 나면 자신에 대해 좀 더 긍정적으로 느끼게 될 거야.
- 가족을 그리면서 너의 감정을 표현하고 창의성을 발휘해봐. 만약 가족에게 화가 난다면 가족 대신 반려동물이나 친구를 그려도 좋아.

멘토와 롤 모델

 멘토란 너에게 적절한 도움과 조언을 줄 수 있는, 너보다 경험이 많은 사람을 의미해. 멘토는 어디에나 있어. 학교 도서관의 사서 선생님이 멘토가 될 수도 있고, 언니, 오빠, 코치 선생님, 담임선생님도 너의 멘토가 될 수 있지. 가족 구성원 중 한 명이나 친구의 부모님을 멘토로 삼을 수도 있을 거야. 물론 너의 부모님을 멘토로 삼아도 돼. 하지만 꼭 그래야 하는 건 아니야.

 멘토는 보통 네가 성장하고 성공하기를 바라고, 너의 이야기를 잘 들어주고, 조언을 해주고, 너의 경계를 존중하고, 네가 존경하는 사람들이야. 평소 너를 잘 챙겨주거나 기분을 잘 풀어주고, 필요할 때 도와주는 사람을 떠올려봐. 그리고 만약 그 사람에게 더 많은 것을 배우고 싶다면 멘토가 되어줄 수 있는지 물어보는 거야. 예를 들어 이렇게 말하는 거지. "선생님이 저를 도와주셔서 늘 감사해요. 전 선생님께 배우는 게 참 좋아요. 제 멘토가 되어 주실래요?"

때로는 롤 모델이 너의 성장을 도와주기도 해. 긍정적인 롤 모델은 네가 존경하고 닮고 싶어하는 사람을 말해. 또 네가 중요하게 여기는 특성을 가지고 있지. 이런 특성은 '똑똑하다'거나, '친절하다'처럼 눈에 잘 보이는 것일 수도 있어. 또는 '겸손하다', '부지런하다'처럼 밖으로 덜 드러나는 것일 수도 있지. 멘토와는 달리, 롤 모델은 네가 존경하고 있다는 걸 알지 못할 가능성이 있어. 롤 모델은 네가 만나본 적 없는 유명한 운동선수, 과학자, 작가, 정치가일 수도 있거든.

만약 긍정적인 롤 모델이나 멘토를 찾았다면 이렇게 해봐. 종이를 펴고 한쪽에는 어떤 점에서 그 사람을 좋아하는지를 적는 거야. 또 한쪽에는 그 사람처럼 될 수 있는 방법을 적어봐. 그리고 그 방법을 하나씩 실천해 나가는 거야.

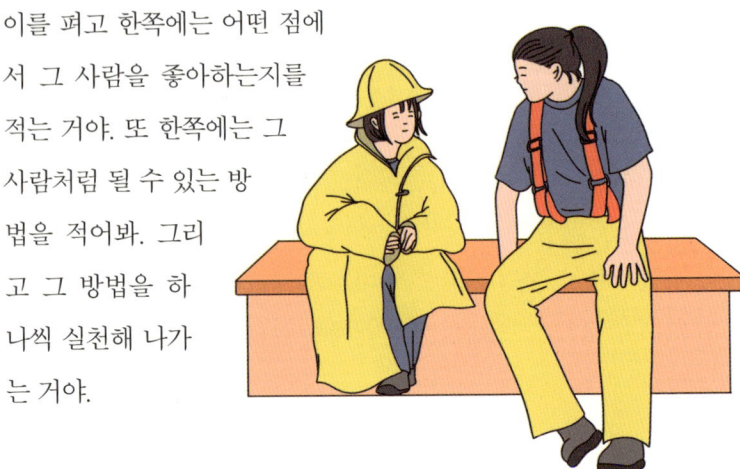

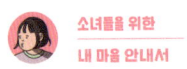

나의 롤 모델

멋진 롤 모델은 다양한 특성을 가지고 있어. 네가 롤 모델로 삼고 존경하는 사람들을 떠올려봐. 그리고 그들이 가지고 있는 특성을 다음에서 찾아서 동그라미를 쳐봐.

친절한
아는 것이 많은 용감한
긍정적인 정직한 옳은 일을 하는
창의적인 웃긴 **포용력 있는**
즐거움을 주는
재미를 추구하는 결단력 있는
꾸밈없는 자신감 있는 섬세한
사람들을 배려하는 경청을 잘하는
말을 잘하는 예의 바른
이해심 많은 강한
겸손한

4장 나를 인정하고 표현하기

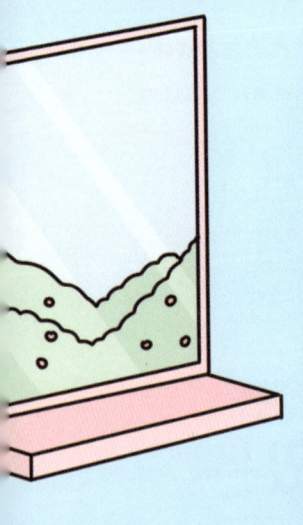

이제 너는 너 자신을 가장 잘 아는 사람이 되었을 거야. 하지만 다른 사람들의 기준이 아닌 너만의 기준으로 스스로를 받아들이는 건 생각보다 어려워. 누군가 네 몸을 이야깃거리로 삼으면 불쾌함과 부끄러움을 느끼지. 자신을 정말 사랑하지만, 까무잡잡한 피부나 짧은 다리, 통통한 팔이 마음에 들지 않을 수도 있어. 불쾌한 농담이나 신체 접촉 때문에 마음이 불편해져도 상대방에게 네 감정을 표현하기 힘들 거야. "좋아요" 또는 "싫어요"라고 말하는 건 또 다른 용기가 필요하거든. 집이나 학교에서 다른 사람들과 함께 생활할 때 변화하는 감정과 관계를 잘 다루는 방법을 알려줄게. 자신을 있는 그대로 받아들이고 감정과 마음을 표현하는 일에 능숙해지면, 더욱 자신감을 가지게 될 거야.

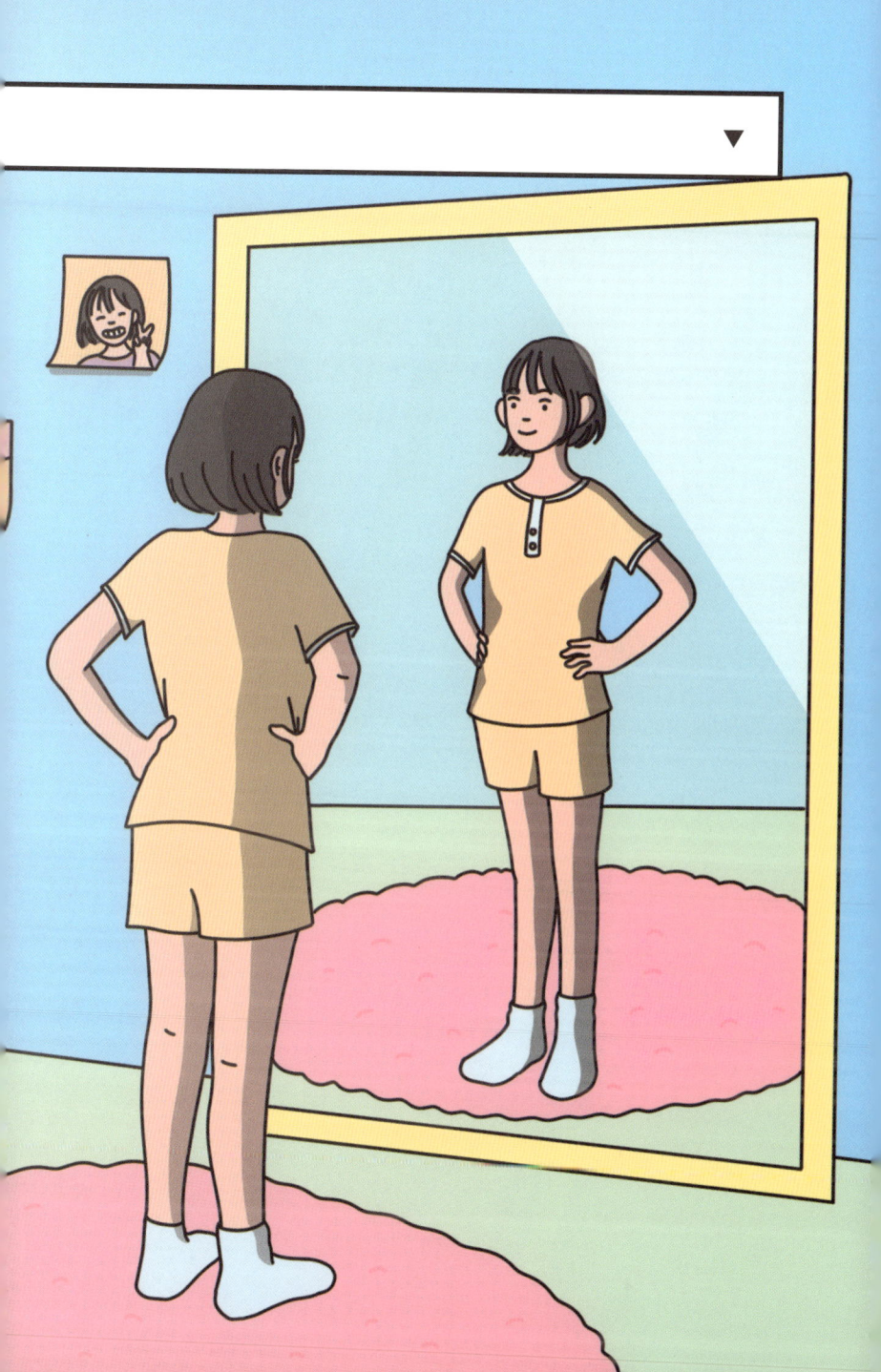

나를 있는 그대로 받아들이기

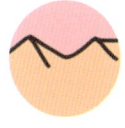

감정과 관계의 변화 속에서 우리는 자주 스스로에게 질문을 던지게 될 거야. "나는 어떤 사람일까?" 그 질문에 답하고 내 모습을 있는 그대로 받아들이는 방법을 배워야 해. 그러면 감정과 관계의 변화 속에서도 덜 혼란스러울 거야. 진정한 나를 찾고 사랑하기 위한 첫걸음으로, 나 자신을 설명해보자. 친구들 앞에서 자기소개하는 상황을 상상해볼까?

네 이름을 밝힌다거나, 지금 ○○초등학교에 다니는 학생이라고 소개할 수도 있겠다. 장난을 좋아하지만 좋아하는 일을 할 때는 진지하다고 이야기하고 싶을지도 몰라. 사소한 일에 자주 겁을 먹지만, 마음을 차분히 안정시키는 방법을 매일 연습한다고 알려줄 수도 있고. 한국인이며 달리기를 좋아하는 사람이라고 간단하게 말할지도 몰라.

그러고 보니 너를 구성하는 요소가 참 많네, 그렇지? 이렇게 내가 누구인지, 나를 나이게끔 느끼게 하는 모든 성질을 가리켜 정체성이라고 해. 다른 사람들과 구별되는 자신만의 모습이나 성격, 가치관, 능력 등을 말하기도 하지. 모든 사람은 다양한 정체성을 가지고 있어. 인종, 성별, 나이, 장애, 외모, 종교, 사는 나라 등을 포함한 것들 말이야. 이런 정체성들이 모여 나라는 사람이 존재해.

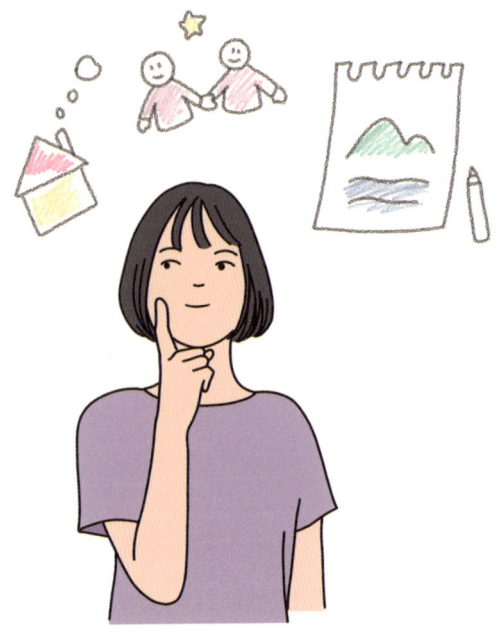

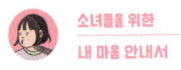

'여자'라서가 아니라 '나'라서!

이렇게 나를 구성하는 요소가 많지만, 어떤 것은 좀 더 중요하게 여겨지곤 해. 다양한 특징 중에서도 딱 한 가지로만 너를 설명하려 하지. "넌 여자애가 맨날 바지만 입니?" "화장을 좀 하는 게 어때?" 이렇게 여자라는 성별 하나만으로 너를 판단하는 그런 말들 말이야. 네가 어떤 성격을 가진 사람인지, 얼마나 다양한 특징이 있는지 겪어보지도 않고 너를 다 안다고 착각하는 거야. 그런 말을 들으면 괜히 자신감이 떨어지고 침울해질지 몰라. 네가 가진 정체성들이 힘을 잃는 기분이 들 테니까. 하지만 네가 알아야 할 게 있어. 너는 단 하나의 단어로 설명할 수 없는 사람이라는 사실이야. 성별은 너를 구성하는 여러 요소 중 하나일 뿐이야.

우리는 스스로에게도 이런 실수를 저지르곤 해. 운동장에서 뛰어놀고 싶지만 "여자가 무슨 운동이야"라는 말로 그 마음을 숨기고 자리를 지킨 적이 있었을지 몰라. 혹은 "아나운서만큼 여자에게 좋은 직업이 없지"라는 어른들의 말을 들으며 꿈을 정해버리기도 하지. 자기 자신이 진짜로 원하는 게 무엇인지 생각해보지 않고서 말이야. 이런 일들은 내가 누군지 깊게 들여다볼 기회가 없을 때 일어나. 또는 다른 사람들의 고정관념에 스스로를 맞출 때도 생겨. 그러니 항상 스스로에게 질문해야 해. 만약 분홍색을 좋아한다면 이렇게 묻는 거지. "이 좋아하는 마음은 순전히 나에게서 나온 걸까, 아니면 '여자는 핑크'라는 고정관념 때문인 걸까?"

나 자신이 어떤 사람인지 탐구하며 찾아가는 과정은 누구에게나 필요해. 자신에 대해 누구보다 잘 알아야 다른 사람들의 이야기에도 흔들리지 않을 수 있거든. 내가 좋아하는 색은 뭔지, 내가 뭘 하고 있을 때 즐거운지, 누구와 함께일 때 가장 편안한지 등에 대해 스스로에게 질문해봐! 진짜 내 모습을 찾는 과정은 쉽지 않을 거야. 나를 있는 그대로 받아들이기 어렵게 만드는 가장 큰 걸림돌은 바로 자신일 수도 있어.

'정말 이래도 되는 걸까? 누군가 나를 흉보지는 않을까?'라며 걱정하거나 불안해할지도 몰라. 어쩌면 누군가는 "네가 신은 노란색 양말은 촌스러워", "그런 이상한 노래가 뭐가 좋아?" 같은 말을 할 수도 있어. 네가 어떨 때 가장 빛나는지 생각하지 않고 한 말이겠지만, 그 말에 초조해질 수도 있지. 그럴 때는 '뭐 어때!'라는 마법의 주문을 써봐. 남의 시선이나 생각에 맞춰 따라가는 게 아니라, 네가 원하는 삶을 살고 네 진짜 모습을 찾기 위해서 이렇게 말해보는 거야. "바지를 좋아하면 어때? 내 마음인걸." "화장 안 하면 뭐 어때? 이게 나인걸."

나를 오롯이 사랑하기 위해서 지금 있는 그대로의 나를 알고 받아들이자! 시작은 어렵겠지만 너의 마음가짐은 너뿐만 아니라 다른 사람들까지 변화시킬 수 있어. 거추장스러운 것들은 벗어버리고 나만의 기준으로 사는 네 모습이 벌써 기대되지 않니?

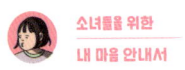
소녀들을 위한
내 마음 안내서

몸은 몸일 뿐이야

혹시 몸의 변화를 느끼고 있니? 겨드랑이에 털이 나고 가슴 몽우리가 생길 수도 있어. 여드름이 나거나 몸무게가 늘지도 몰라. 생리를 막 시작했을 수도 있겠다. 모두 네 몸에서 일어나는 일이지. 이 변화가 설레니, 아니면 두렵니? 신기하기도 하고 한편으로 걱정스럽기도 할 거야. 털이 나도 걱정 안 나도 걱정, 가슴이 자꾸 커지는 것 같아도 걱정, 가슴이 그대로인 것 같아도 걱정. 연예인이나 주변 친구와 비교하면서 이런 생각을 할지도 몰라. '왜 나는 ○○처럼 늘씬하지 않지? 여드름도 많이 나고, 피부색도 어두운 것 같아.' 이런 고민을 하는 건 자연스러운 일이야. 변화하는 자신의 몸에 관심을 가지다 보니 걱정이 앞서는 거지. 하지만 다른 사람들의 모습을 기준으로 스스로를 평가할 필요는 없어. 너를

가장 아끼고 사랑하는 사람은 바로 너 자신이니까.

　변화하는 몸에 관심을 가지는 건 괜찮지만, 하지 않아도 될 고민까지 하게 만드는 범인이 있어. 바로 신체를 평가하는 일상의 분위기야! 교실에서 친구들이 이런 대화 나누는 걸 들어봤을 거야. "우리 반 인기 투표하면 수민이가 일등이야!" "지윤이보다 민서가 더 예뻐." 가족은 어떠니? 명절이 되면 또래 아이들과 키를 재보자는 친척 어른들이 있어. 심지어 부모님도 '살을 빼면 스마트폰 새로 사 줄게' 하며 은근슬쩍 내 몸에 대해 염려 섞인 평가를 하지. TV 예능 프로그램도 예외는 아니야. 시청자들에게 웃음을 주겠다며 사람들의 외모를 평가하는 것도 모자라 다리 길이나 얼굴 크기로 순위를 매겨. 인터넷에서는 신체의 단점을 가리고 지금보다 예뻐지는 방법을 알려준다는 영상들이 홍수처럼 쏟아지고 있어. 화장이나 다이어트, 성형 수술을 부추기는 거나 다름없어.

　이런 말들을 자주 듣다 보면 너도 모르게 어떤 몸이 예쁘고 예쁘지 않은지를 따지게 될 거야. 이렇게 몸에 대해 평가하는 분위기에서는 네 몸의 단점부터 눈에 보이기 마련이니까. 아랫배가 나왔으니 다이어트를 해야 한다며 밥을 굶고, 여드름이 많이 났는데도 화장을 진하게 하게 되지. 다른 사람들의 시선을 지나치게 의식하다 보면 점점 더 너만의 아름다움을 발견하기가 어려워질 거야.

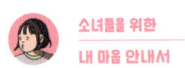

소녀들을 위한
내 마음 안내서

누군가가 너의 외모에 대해 평가할 때 움츠러들지 않는 방법을 알려줄게.

내 몸을 있는 그대로 아껴주기

연예인들의 완벽한 얼굴과 몸을 보며 '나는 왜 저렇게 되지 못하지?'라고 생각한 적 있니? 그들과 나를 비교하다가 우울해지기도 했을 거야. 하지만 네가 알아야 할 게 있어. 그건 만들어진 아름다움이라는 사실이야. 포토샵으로 잡티를 없애고 모공을 줄이고 허리선을 지나치게 강조한 거지. 최근에 이렇게 외모에 집착하는 문화를 바꾸려는 움직임이 일고 있어. 세계 유명 여배우들이 자신의 SNS에 화보와 함께 그 원본 사진을 올린 거야. "사실은 이게 진짜 내 모습이야. 내게는 살집도 있고, 주름도 있어" 하고 솔직하게 말하기 시작했지. 소녀들이 화보를 보고 자라면서 스스로의 외모를 부정적으로 바라보지 않게 하려면 자신들이 나서야 한다고 생각한 거야. 영화배우는 외모에 대한 압박이 심하잖아. 그런데도 꾸미거나 감추지 않은 모습 그대로 대중 앞에 섰어. 정말 용기 있는 행동이지?

너는 어때? 네 몸을 있는 그대로 아끼고 있니? 거울 앞에 서서 너만의 몸을 찬찬히 들여다봐! 피부, 털의 모양, 몸의 생김새……. 남과 다르기 때문에 독특하게 아름다운 네 몸을 보면서 스스로에게 이렇게 속삭여보는 거야. "이게 나야!"

내 몸을 다른 기준으로 살펴보기

너의 눈을 설명해봐! 눈이 크고, 쌍꺼풀은 없지만, 속눈썹이 길다고? 팔은 어때? 팔에 털이 많다거나, 친구들의 것보다 굵어 보인다고 말했을지 모르겠다. 네 눈에 대해 설명하고 보니 기분이 어때? 부끄러워지거나 숨고 싶어지니? 네 몸을 외모라는 기준으로 바라보면 자신과 다른 사람들을 쉽게 비교하게 돼. 그럴 때는 네 몸이 어떤 역할을 하는지, 어떤 능력을 가지고 있는지 생각해봐! 시력이 좋다거나 두 눈이 웃는 표정을 잘 드러내는 것도 떠올릴 수 있겠다. 튼튼한 팔 덕분에 무거운 물건을 남들보다 쉽게 든다는 점도 좋아! 이렇게 외모 대신 너의 다른 능력에 집중해보는 거야.

너의 몸을 가장 잘 아는 사람은 바로 너야. 누군가가 너의 몸에 대해 이야기할 때도, 네가 다른 사람을 바라볼 때도 아름다움의 기준은 외모만이 아니라는 점을 잊지 말자. 그래도 주위의 평가에 자꾸 움츠러든다면, 친구들에게 함께하자고 제안해봐. "우리 외모를 평가하는 분위기에서 벗어나보자!" 어쩌면 이런 용기 있는 말을 기다리는 친구가 곁에 있을지 몰라. 혼자서 하기 어려운 일도 소중한 사람들과 함께하면 더 잘 이룰 수 있을 거야.

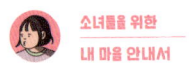
소녀들을 위한
내 마음 안내서

★ 외모를 평가하고 있다는 사실 알려주기! ★

외모를 평가하는 분위기를 바꾸는 방법이 하나 더 있어. 누군가가 다른 사람의 몸을 함부로 평가한다면, 그 사실을 알려주는 거야. 재미 삼아 한 농담이라도 그 말에 상처받는 사람이 있다는 걸 알게 되면, 상대도 앞으로는 말하기 전에 한 번 더 고민해볼 거야. '당신의 말이 부적절하다'고 어떻게 말할 수 있을까?

"잠깐, 지금 내 몸 평가하고 있는 거 맞아?"
"남의 몸을 평가하다니, 무례하네."
"내 몸은 내가 알아서 할게요."
"외모 말고도 우리가 나눌 이야기는 생각보다 많아요."

이런 말을 하기 어려울 수도 있어. 그럴 때는 집에서 거울을 보며 연습해보는 것도 좋아. 가족이나 친한 친구들에게 연습 상대가 되어달라고 부탁할 수도 있어. 이런 작은 시도들 덕분에 외모에 대한 평가가 일상적이었던 세상도 조금씩 변해갈 거야!

불편하다고 말해도 괜찮아

네 모습 그대로를 아끼고 사랑하려고 해도 주변에서 아무렇지 않게 차별이나 혐오 표현을 사용한다면 어떨까? 아마 스스로를 있는 그대로 받아들이기가 쉽지 않을 거야. 그렇기 때문에 차별이나 혐오 표현에 맞서는 것이 중요해.

우리가 평소에 하는 농담이나 욕설에는 누군가를 차별하거나 혐오하는 표현이 무척 많아. 장애인이나 환자, 여성, 특정 인종의 사람들을 하찮게 대하는 말이나, 싫어하고 미워하는 대상으로 빗대어 이야기하는 경우 말이야. 일상에서 흔히 사용하다 보니 주의를 기울이지 않으면 그 말을 듣고도 그냥 넘어가기 쉬워.

그런데 차별이나 혐오 표현을 계속 쓰면 어떻게 될까? 비하의 당사자라면 주변의 눈치를 보고 자꾸 움츠러들게 될 거야. 누군

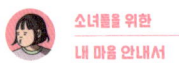

가 자신을 공격하지 않을까 걱정할 수도 있지. 주변 사람들에게도 안 좋은 영향을 끼쳐. 실제로 그 사람에 대해 모르는데 머릿속에는 부정적인 이미지로 자리 잡을 가능성이 크거든. 그러다 보면 자신도 모르게 다른 사람을 차별하거나 혐오할 수 있겠지. 누구에게도 다른 사람을 차별하거나 혐오할 권리는 없어.

차별과 혐오에 맞서기

재미있는 농담이나 우스갯소리라도 누군가에게 상처를 주는 거라면 해선 안 돼. 만약 차별적인 말이나 혐오 표현을 들었을 때는 어떻게 해야 할까? 바로 불편하다고 말하는 거야. 직접적으로 '불편하다'고 말하거나, 에둘러 전달해도 괜찮아. 그 누구도 차별과 혐오의 대상이 되면 안 된다는 점을 전달하는 게 중요해. 네가 편한 방식으로 표현해봐.

불편하다는 말을 어떻게 전해야 할지 잘 모르겠다면, 다음 방법들을 기억해두렴. 차별과 혐오에 맞서는 효과적인 방법을 소개할게.

웃어주지 않기

왜 사람들은 차별하거나 혐오하는 표현을 쓸까? 그건 다른 사람들이 자신의 말에 웃거나 동조할 거라고 기대하기 때문이야. 불편한 말을 들었을 때 웃지 않거나 반응하지 않아 볼까? 아니면 이렇게 말하는 것도 좋겠다. "나는 그 말이 웃기지 않은데?" 어떤 방식이든 괜찮아. 상대방의 말을 농담으로 받아들이지 않겠다는 마음만 정확히 표현하면 돼. 예상한 반응을 얻지 못했으니 상대방도 곧 머쓱해질 거야. 다음번에 또 비슷한 말을 할 가능성이 줄어들겠지?

무슨 의미인지 되묻기

방금 한 말이 어떤 의미인지 되물을 수도 있어. "그게 무슨 말이에요?", "○○ 같다는 게 어떤 의미야?"라고 말이지. 대부분 자기도 모르게 어떤 사람이나 집단을 비하하곤 하는데, 그 지점을 파고드는 거야. 그동안 깊은 고민 없이 불편한 말들을 해온 사람이라면 제대로 대답하지 못할 거야. 그 의미를 알고 있는 사람이라면 민망해서 말문이 막힐 테고. 어쩌면 끝까지 뻔뻔하게 나올지도 몰라. 그래도 네가 되묻는다면, 적어도 상대방은 자신이 무슨 말을 하고 있는지는 알게 될 거야.

담담하게 받아치기

좀 더 직접적으로 말할 수도 있어. 여기서 중요한 건 담담하게 말하는 거야. 상대가 옳은 말을 하는데 인정하고 싶지 않아서 상대의 말투나 태도를 걸고넘어지는 사람들이 있거든. 그러니 우리는 솔직하고 담백하게 상대가 얼마나 무례하고 실례되는 말을 했는

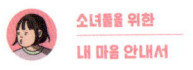

지 알려주면 돼. "그 말 좀 무례하다"라거나 "불편하네" 등이 있지. 예전에는 그런 말들이 재미있었는지 모르지만, 이제는 그렇지 않다는 걸 짚어줘도 좋아. "요즘 누가 그런 말을 해?" 이렇게 말이야!

이 세 가지 중에 네 마음에 드는 방법을 사용해봐! 이보다 더 효과적인 방법이 떠올랐다면 훨씬 좋고! 어떤 방식이든 괜찮으니 차근차근 시도해보자.

불편하다고 말했더니, 상대방이 네게 "넌 너무 예민해"라든가 "버르장머리가 없구나"라고 했니? 그렇다면 그 사람을 멀리해도 괜찮아. 네 의사를 충분히 전달했는데도 받아들이지 않은 거잖아. 대화가 통하지 않고, 오히려 네게 계속해서 상처를 주려는 사람이라면 이해시키거나 설득하려고 너무 애쓰지 않아도 돼. 어쨌든 중요한 건 불편하다고 말해도 된다는 거야. 상대가 누구든, 네게 어떤 말을 하든 누구도 네게 상처 줄 권리는 없으니까.

운동장을 나의 무대로

운동은 우리의 몸과 마음을 건강하게 하는 좋은 방법이야. 그런데 많은 여학생이 체육 수업을 좋아하지 않아. 그 이유는 다양해. 누군가 네 움직임을 본다는 게 창피할 수 있어. 종아리에 알이 배기고 어깨가 넓어진다는 말에 겁이 날 수도 있고, 애써 정돈한 앞머리가 갈라지는 게 신경 쓰일 수도 있지. 피구나 배구를 할 때는 공에 맞을까봐 무섭기도 할 거야. 그게 아니면 몸을 크게 움직이는 게 여자답지 않다고 생각할 수도 있지. 아직 마음에 드는 운동을 찾지 못해서 그럴 수도 있어. 점심시간에 운동장에서 뛰어노는 여학생을 찾기 힘든 건 비슷한 생각이나 경험을 한 친구들이 적지 않기 때문일 거야.

    운동장에서 활발하게 뛰는 것은 남학생들의 일이라고 여겨져.

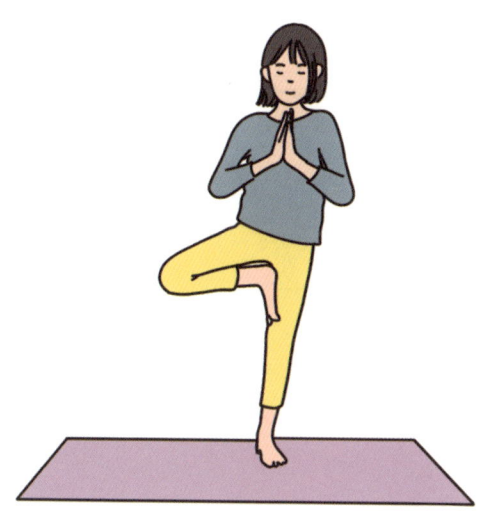

체육부장이나 시범을 보이는 역할도 주로 남학생들 몫이지. 자유 시간에 남학생들은 운동장에서 뛰어놀고 여학생들은 벤치에 앉아 쉬는 게 자연스럽다는 편견을 심어주지. 그럴수록 여학생들은 체육을 꺼리거나 못하는 게 당연한 것처럼 돼. 체육 활동에 흥미가 있더라도 별나고 이상해 보일까봐 표현하기 어려웠을 거야. 같이 뛰어놀 친구를 찾기 쉽지 않았을 테고, 그렇다고 남학생 무리에 끼어 함께하기는 더더욱 부담스러웠을 거야. 날아오는 공이 무서울 수도 있고, 공을 힘껏 발로 찼는데 실수해서 헛발질할까봐 걱정되기도 할 테니까. 혹시 여자답지 않아 보이면 어쩌나 고민한 친구도 있을 거야.

하지만 운동을 좋아하고 잘하는 건 '여자답지 않은' 일이 전혀 아니야. 오히려 운동은 나를 더 강하고 자유롭게 만들어줘. 건강한 몸은 행복한 마음의 든든한 기반이 되어주고. 네 몸에 에너지가 충분하다면 건강하게 일상생활을 유지하는 데 큰 도움이 돼. 힘들고 고된 일을 맞닥뜨리더라도 잠시 쉬면 이겨낼 수 있다는 여유와 더불어 다시 도전할 수 있는 체력이 생겨. 하지만 몸에 힘이 없다면 따뜻하고 즐거운 기분도 오래 유지하기 어려울 거야. 긍정적인 마음을 유지하는 건 생각보다 힘이 많이 들거든. 그리고 꾸준한 도전으로 자신감과 용기도 얻을 수 있을 거야. 단단한 근육과 체력은 네게 수많은 운동선수가 이루어 냈던 멋진 성취와 승리하는 기쁨을 느끼게 해줄 거야.

운동을 시작하는 방법

어디서부터 시작하면 좋을까? 평소 하고 싶었지만 기회가 별로 없었던 농구나 축구는 어때? 공과 골대, 그리고 운동장만 있다면 바로 시작할 수 있어. 규칙이나 방법을 잘 모르겠다면 체육 시간에 선생님에게 가르쳐달라고 해봐. 농구나 축구를 즐겨하던 친구들에게 물어볼 수도 있어. 인터넷을 검색해보면 기본기와 규칙을 자세하게 설명한 영상과 자료도 많이 있어.

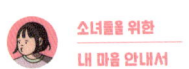

이런 운동들에 흥미가 없다고 해도 걱정하지 마. 운동의 종류는 엄청 많으니까. 너에게 어떤 운동이 잘 맞을지 알아보기 위해선 일단 다양하게 시도해봐. 함께할 친구나 가족이 있다면 더 좋겠지? 혼자 하면 결심이 약해지기도 하고 지치기도 쉽거든. 쉬는 시간에 용기 내서 친구에게 함께하자고 이야기해봐. "우리 오늘은 운동장에서 신나게 놀아볼까?"

경쟁이 부담스럽다면 참가자 모두가 즐기며 할 수 있는 생활형 뉴스포츠에 도전해보자. 공과 더 친해지고 싶다면 각 포지션마다 지정된 구역에서 드리블 없이 패스하는 넷볼, 크고 가벼운 공을 주먹으로 쳐서 주고받는 킨볼, 주걱 같은 도구를 사용해 공을 주고받는 플레이 스쿠프와 막대로 공을 밀어 골대에 넣는 플로어볼 등이 있어. 공이 무섭다면 클라이밍이나 자전거 타기도 좋은 선택이 될 거야. 원반이라고도 불리는 플라잉 디스크로는 많은 종류의 게임을 할 수도 있어. 딱딱한 원반을 던지고 받기가 겁난다면, 스폰지로 된 원반이나 돗지비(플라잉) 디스크를 사용해보자.

여럿이 하는 활동이 부담스럽다면 달리기는 어때? 텅 빈 운동장이 온통 네 것인 양 마음껏 달려봐. 탁 트인 풍경을 내려다보며 상쾌한 공기를 들이마실 수 있는 등산도 있어. 집에서 할 수 있는 운동을 선호한다면 요가를 추천해. 몰라도 걱정하지 마. 인터넷으로 우리 몸에 도움이 되는 다양한 동작들을 자세히 배울 수 있어. 네가 좋아하는 가수의 춤을 익히는 것도 재미있을 거야.

학교스포츠클럽을 활용하는 것도 좋은 방법이야. 학교스포츠클럽이란 체육 활동에 취미를 가진 학교 친구들과 함께 운동 동아리를 만들어 활동할 수 있는 제도야. 학교 체육관에는 생각보다 다양한 운동 기구가 준비되어 있을지 몰라. 선생님한테 허락을 받고 체육관에서 수업 시간이나 자유 시간에 쓸 수 있는 기구를 찾아보거나, 다양한 뉴스포츠 수업을 해보자고 제안하는 건 어떠니?

학교나 집 근처 문화센터나 청소년 수련관에 어떤 프로그램이 있는지 한 번 살펴봐. 지역 청소년들이 함께하는 운동 클럽을 알아보는 것도 도움이 될 거야. 다양한 프로그램 중에 네 마음에 드는 것이 있을지도 몰라. 함께 운동을 즐길 사람들이 널 기다리고 있을 거야!

운동을 시작할 때 가장 중요한 건 용기를 갖고 일단 부딪쳐보려는 마음이야! 힘껏 땀 흘리고 마음껏 넘어지면서 쿵쿵대는 심장 소리에 귀 기울이다 보면 운동장이 더는 남학생들만의 공간으로 보이지 않을 거야. 널따란 운동장이 강하고 멋진 너를 기다리고 있어!

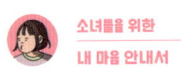
소녀들을 위한
내 마음 안내서

몸의 불쾌감, 마음의 소리를 들어봐

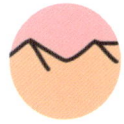

너 자신을 아끼고 지키기 위해서는 해야 할 일이 있어. 바로 누군가 네가 원하지 않는 일을 할 때 "싫어요"라고 당당하게 말하는 거야. 앞에서도 살펴보았지만, 여기서는 좀 더 구체적인 방법을 알아보고, 함께 연습해보자.

학원 선생님이 네 어깨를 쓰다듬거나, 그리 가깝지 않은 사람이 네 머리를 만진 적 있니? 너는 원하지 않았는데 다른 사람이 네 몸을 만졌을 때 기분은 어땠어? 불쾌했거나 두려웠을 거야. 그건 너의 '경계'를 침해받았기 때문이야. '경계'는 다른 사람이 넘어오지 않았으면 하는 너의 영역을 말해. 누군가 자기 손을 잡는 게 좋은 사람도 있고, 싫은 사람도 있어. 누군가 내 머리를 만지는 게 괜찮더라도 그날의 기분이나 상황에 따라 그런 행동이

싫어질 수도 있어. 만지는 사람에 따라 달라지기도 해. 사람마다 경계가 다르기 때문이야. 우리는 서로의 경계를 이해하고 존중해 주어야 해.

몸과 마음의 소리에 귀 기울이기

네가 원하지 않는데도 누군가 네 몸을 만질 때, 너는 어떻게 하는 편이니?

- 좋은 관계를 유지하기 위해 참는다.
- 싫다고 말한다.

싫다고 분명한 의사를 표현하기는 쉽지 않을 거야. 보통은 관계가 틀어질까봐, 상대방이 무안해할까봐 애써 괜찮은 척 참지. 하지만 원하지 않는 신체 접촉은 거절해도 좋아. 상대방이 너의 경계를 넘었을 때에는 싫다고 표현해도 돼. 네가 불편한데도 상대방만 생각한다면 네가 많이 힘들잖아. 불편을 참으면서까지 다른 사람을 고려하는 것보다 너와 상대방 모두 존중받는 쪽이 더 좋겠지?

너와 상대방 모두 존중받는 신체 접촉을 위해서 알아야 하는 게 있어. 바로 네 마음이야. 네가 어떤 것을 좋아하고 싫어하는지 알아야 불쾌함을 표현할 수 있으니까. 네 마음의 소리를 들어봐.

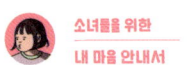

상대방의 기분이 아니라 지금 너의 감정에 더 집중해. 지나치게 다른 사람을 배려하다 보면, 자신을 돌보지 않은 것에 대해 후회할 수 있거든. 시간이 흐른 뒤에 '그때 너무 싫었는데 왜 가만있었지?'라고 자책하며 힘들어하지 않게 말이야.

너는 어떤 신체 접촉은 싫고, 어떤 신체 접촉은 괜찮니? 예를 들어 평소에는 친구들과 손을 잡는 건 즐겁지만, 아플 때는 다 귀찮을 수 있어. 미용실에서 미용사가 머리를 만지는 건 괜찮은데 다른 사람이 네 머리를 건드리는 건 짜증날 수 있어. 어떤 신체 부위가 불편한지, 누가 너를 만지는 게 싫은지, 어떤 상황이냐에 따라 다양하겠지? 언제나 네 마음을 살피고, 스스로를 잘 지켜야 해. 자신을 보살피지 않으면 누구도 너를 돌볼 수 없거든. 다른 사람은 네가 어떻게 느끼는지 알 수 없으니까 말이야.

불쾌한 신체 접촉에 대처하기

누군가 네 몸을 만졌을 때 불쾌감을 느꼈니? 그렇다면 불쾌한 신체 접촉에 어떻게 대처해야 할지 알려줄게. 방법은 간단해. 지금 이 상황이 불편하다고 표현하면 돼. 싫다고 말해도 괜찮아. 이렇게 말해보는 거야. "오늘 아파서 어깨동무하면 힘들어." "나는 누가 내 머리 만지는 거 안 좋아해요." 상대가 어른이더라도 '이런 말은 예의 없나?' 하며 스스로를 검열하지 않아도 돼. 네 또래든 너보다 나이가 많은 어른이든 간에 내 허락 없이 네 몸을 만질 권리는 없어. 직접 말하기가 어렵다면, 글로 표현하는 방법도 있어. 문자 메시지나 쪽지로 이야기해도 좋겠지?

몸짓이나 표정 같은 비언어적 표현으로도 네 의사를 상대에게 전할 수 있어. 웃지 않고 정색한다거나, 팔짱을 끼려는 상대로부터 멀리 떨어진다거나, 얼굴을 찡그릴 수도 있겠지. 상대방에게 '나는 지금 너와 몸 닿는 것을 원치 않아!'라는 메시지를 전하는 거야.

가까운 친구나 친척, 가족처럼 평소 친한 사람이 불쾌한 신체 접촉을 할 수도 있어. 이럴 때는 거절하기가 더 어려울 거야. 친한 친구의 어깨동무나 엄마의 포옹 같은 신체 접촉은 따스할 수도 있지만, 상황이나 사람에 따라 불편하게 느낄 수도 있어. 네가 불쾌하면 하지 말라고 말해도 돼. 친하든 안 친하든 친구든 가족이든 아무 상관없어. 이렇게 말해보는 건 어때? "아빠! 어렸을 때 엉덩이를 두드려주면 사랑받는 느낌이 들었어요. 하지만 지금은 불편해요!"

불쾌감을 표현했는데도 상대방이 네 의사 표현을 존중하지 않을 수 있어. "친구끼리 이 정도도 못하니?"라는 말에 네가 상처받을 수도 있지. 하지만 그건 네가 예민하거나 잘못했기 때문이 아니야. 상대가 잘못 알고 있거나 배려가 부족한 거야. 그러니 자책하지 않아도 돼!

불쾌감을 느꼈는데 상대에게 싫다고 표현할 용기가 나지 않

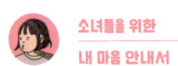

을 수도 있어. 그럴 땐 이 사실을 명심해줘! 어떤 상황에서 일어난 일이든 네 탓이 아니야. 이제부터 준비되면 하면 돼. 그러니 괜찮아!

 거절 연습하기

불쾌한 접촉에 대한 거절은 꼭 필요해. 하지만 평소에 다른 사람의 부탁을 거절하거나 싫다고 말한 경험이 많지 않다면, 네가 불쾌감을 느끼더라도 그 마음을 표현하기 어려울 거야. 그래도 너무 걱정하지 마. 거절도 하다 보면 익숙해져. 다양한 신체 접촉 상황에서 거절을 연습해보면 돼. 앞에서 알려준 방법들을 활용해볼까? 다음 세 가지 단계로 거절하는 연습을 해볼 거야. 1단계, 네 마음 알아야 해. 2단계, 네가 원하는 방식으로 표현하기. 3단계, 자책하지 않고 네 마음 다독이기야. 복잡한 것처럼 느껴져도, 하다 보면 그리 어렵지 않을 거야. 그럼 먼저 예시를 살펴보자.

◦ 남동생이 나를 안으려고 할 때

1단계 내 마음 알기	어렸을 때는 괜찮았는데, 지금은 괜히 포옹하기 싫다.
2단계 원하는 방식으로 표현하기	방법: 동생에게 직접 이야기한다. 내용: "누나는 너를 좋아하지만, 안는 것은 불편해. 서로 원할 때 포옹했으면 해."
3단계 자책하지 않고 마음 다독이기	동생이 슬퍼할까봐 직접 말하지 못했어. 그래도 괜찮아. 나중에 이야기하면 되니까! 동생에게 말했을 때 우리 사이가 어색해지거나, 동생이 시무룩해도 자책하지 말자. 거절을 표현하는 건 용기 있는 일이니까!

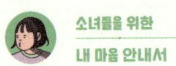

어떤 신체 접촉은 기분이 나쁘지 않을 수 있어. 그럴 때에는 원하는 방식으로 네 마음을 표현하고, 3단계는 생략해도 되겠지? 거절을 표현하는 방식은 다양해. 문자 메시지나 편지 혹은 몸짓이나 표정처럼 비언어적 표현을 방법에 활용할 수도 있어. 그럼 다음의 빈칸을 한번 채워봐!

• 친구가 내 엉덩이를 만지는 장난을 할 때

1단계 내 마음 알기	
2단계 원하는 방식으로 표현하기	
3단계 자책하지 않고 마음 다독이기	

• 친척 어른이 내 볼을 자꾸 꼬집을 때

1단계 내 마음 알기	
2단계 원하는 방식으로 표현하기	
3단계 자책하지 않고 마음 다독이기	

5장 '최선의 나'로 살기

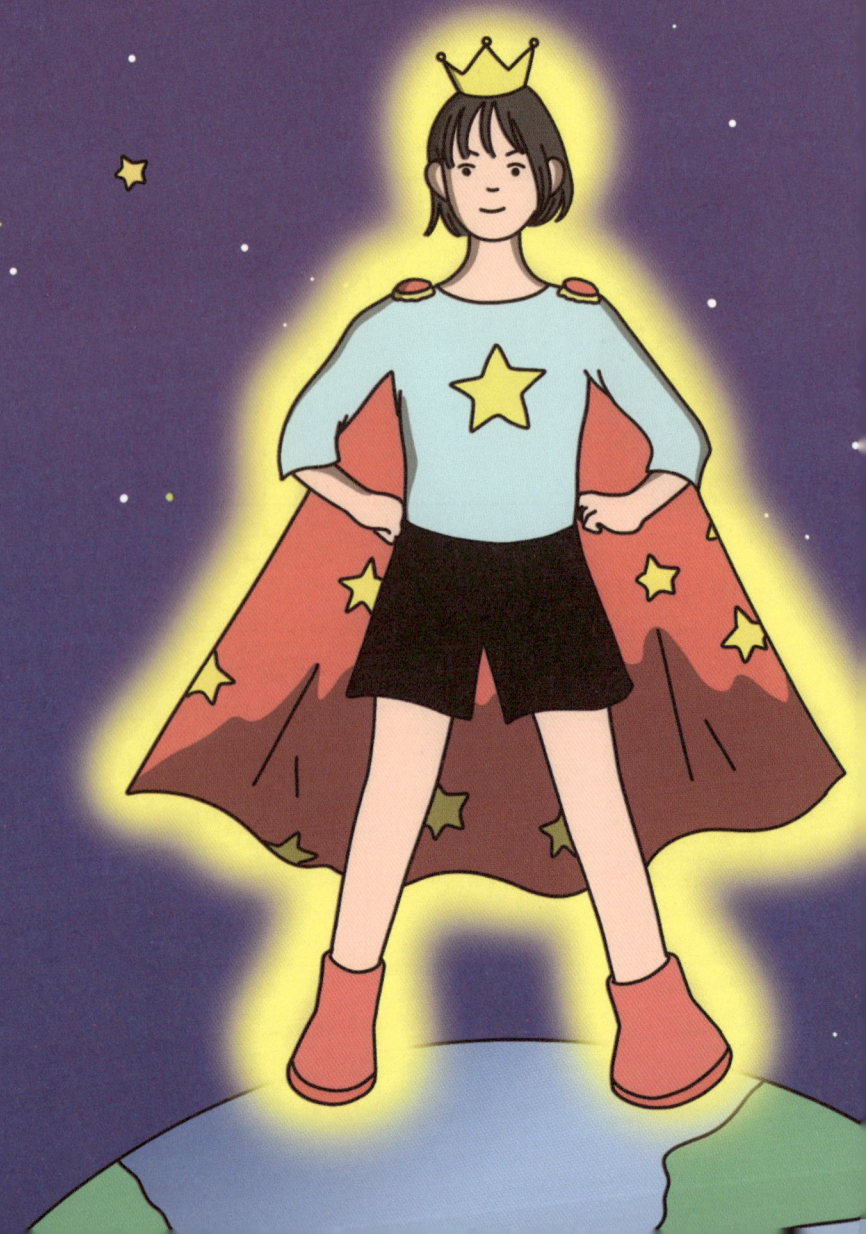

여기까지 온 네가 자랑스럽지 않니? 난 네가 참 자랑스러워! 지금까지 배운 것들을 다시 한번 떠올려봐. 우리는 처음에 감정과 관련된 뇌와 호르몬에 대해 배웠어. 그리고 다양한 감정과 변화하는 관계에 대해 알아보았지. 그 과정에서 기분을 나아지게 하는 방법, 부정적인 생각을 긍정적인 생각으로 바꾸는 방법, 친구나 가족과 잘 어울릴 수 있는 방법, 스스로를 아끼는 방법 등을 살펴봤어. 다양한 퀴즈와 활동을 하나씩 하면서 배운 것들도 깊이 새겨보았지. 열심히 한 너 자신에게 박수를 보내줘! 이제 넌 밝은 미래로 나아가는 배를 확실히 책임지는 선장이 된 거야. 너에게는 변화를 헤쳐나갈 힘이 있어. 그리고 너만의 장점도 가지고 있어. 이렇게 강하고 멋진 스스로를 자랑스러워하길 바라.

자신의 힘을 느껴봐

뷔페 식당에서 네가 좋아하는 피자나 디저트를 접시에 잔뜩 담아 먹은 적이 있지? 건강을 생각해 채소나 샐러드도 먹었을 테고. 다른 사람과의 관계나 네 감정을 다룰 때도 건강한 방식을 선택해야 해. 건강한 방식이란 앞서 배웠듯 다른 사람이나 너에게 상처를 주지 않는 방식을 말해. 네가 선택한 건강한 방식이 다른 사람들과는 다를 수 있어. 그게 다른 사람들이나 네가 틀렸다는 의미는 아니야. 각자에게 잘 맞는 건강한 방식은 서로 다를 수 있거든. 그 때문에 서로 다른 건강한 선택을 하는 건 얼마든지 가능해. 지금까지 배운 지식과 기술을 활용해봐. 너 자신과 네가 아끼는 사람들을 배려하는 건강한 방식을 선택할 수 있을 거야. 그럼 네가 배워서 할 수 있게 된 것들을 다시 한번 정리해보자.

- 나는 나에게 잘 맞는 방법으로 강렬한 감정들을 다스릴 수 있다.
- 나는 빨간 생각을 초록 생각으로 바꿔서 더 긍정적으로 생각할 수 있다.
- 나는 자신감을 느끼게 해주는 보디랭귀지를 사용할 수 있다.
- 나는 다른 사람에게 친절하게 대하면서 나 자신도 사랑하고 돌볼 수 있다.
- 나는 감정을 다스리는 방법을 친구들에게 알려줄 수 있다.
- 나는 친구들도 변화를 겪고 있다는 것을 이해할 수 있다.
- 나는 친구들의 기분이 좋았다가 나빴다가 하는 것도 받아들일 수 있다.
- 나는 내가 좋아하는 친구와 느리게 친해지더라도 조급해하지 않을 수 있다.
- 나는 건강하지 않은 친구 관계를 알아채고 그 관계에서 멀어질 수 있다.
- 나는 내게 잘 맞는 친구, 모임, 단짝 모임을 선택할 수 있다.
- 나는 또래 압력에 대처하고, 나의 믿음과 원래 모습을 지킬 수 있다.
- 나는 믿을 수 있는 어른이 어떤 특징을 가지며, 그들이 어떤 도움을 줄 수 있는지 말할 수 있다.
- 나는 "나"로 시작하는 문장을 사용해서 내가 원하는 것을 요

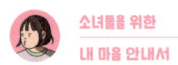

청할 수 있다.
- 나는 집에서, 다른 사람들과 같이 있는 상황에서, 온라인에서 자신의 경계를 정하고 지킬 수 있다.
- 나는 내가 어떤 사람이고, 무엇을 좋아하고 싫어하는지 말할 수 있다.
- 나는 외모에 대한 평가나 차별, 혐오 표현에 맞설 수 있다.

아는 것은 힘이야. 그리고 넌 이미 너 자신과 다른 사람들에게 도움이 될 많은 것을 알고 있어. 네게는 이미 건강한 선택을 할 수 있는 힘이 있어!

멋진 자신을 믿어봐

 살아간다는 건 계속해서 변화와 마주하게 된다는 걸 의미해. 우리 삶이 멋진 이유는 항상 같은 모습으로 머물지 않고 변하기 때문이야. 그래서 우리는 매일 더 나은 내가 될 기회를 얻을 수 있어. 성장하고 변화하며 내가 어떤 사람인지, 가장 멋진 내 모습이 무엇인지를 발견하게 될 거야.

 네 주변 사람들이 평소와는 다른 행동을 하거나 다른 감정을 표현할 때도 있을 거야. 그럴 땐 그게 네 탓이 아니라는 사실을 떠올려봐. 우리 모두가 자신만의 변화를 겪고 있어. 이런 변화 때문에 주변 사람들이 평소와는 다른 모습을 보이곤 해.

 또 네가 겪는 변화와 감정 들이 너의 성장을 가로막진 못한다는 것도 잊지 마. 네가 느끼는 감정들은 다 자연스러운 경험이야.

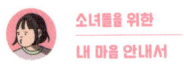

그리고 넌 감정을 다스리는 건강한 방법들을 알고 있어. 그 방법들을 활용하면 가장 멋진 네 모습으로 성장해나갈 수 있을 거야. 화가 났을 때 너만의 안전한 장소를 찾아 마음을 진정시키고, 친구랑 싸웠을 때 차분하게 대화로 해결하는 것처럼 말이야.

물론 이 책에서 다루지 않은 상황을 마주하고 걱정, 질투, 실망 같은 어려운 감정을 느낄 수도 있어. 그래도 걱정하지는 마. 네 스스로의 힘과 네가 배운 요령들이 긍정적인 생각을 유지하고 그 상황을 이겨내게 도와줄 테니까. 너는 멋진 사람이야. 난 그런 네가 진심으로 자랑스러워!

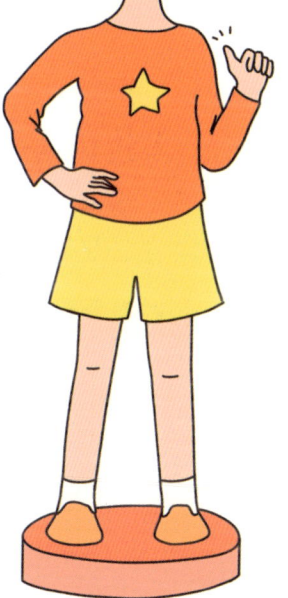

언제든 다시 이 책으로 돌아와도 좋아. 그럼 우리가 같이 배운 것들을 계속 기억할 수 있을 거야. 책에 나온 방법들을 잘 기억하고 자주 사용할수록 너의 기분도 더욱 나아지리라 믿어.

 나는 이런 감정을 느껴

드디어 이 책의 종착점에 도착했네. 축하해! 지금까지 넌 성장하면서 겪는 감정과 관계의 변화에 대해 놀라운 사실을 많이 배웠어. 나만큼 너도 스스로에 대해 자랑스럽게 느끼길 바라.

잠시 지금 네가 느끼는 감정들이 무엇인지 생각해봐. 그리고 다음 중에서 그 감정들을 찾아서 동그라미를 쳐봐.

수줍은 신나는 심각한
불확실한 능력 있는
슬픈 긍정적인 강한 두려운
행복한 자신감 있는 즐거운
궁금한
배려심 있는 부끄러운 편안한
화난
침울한 지루한 감사한 당황스러운
쾌활한 좌절한 자랑스러운
불안한 차분한 희망적인
놀란 안전한 힘이 넘치는
걱정되는 낙천적인

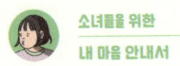

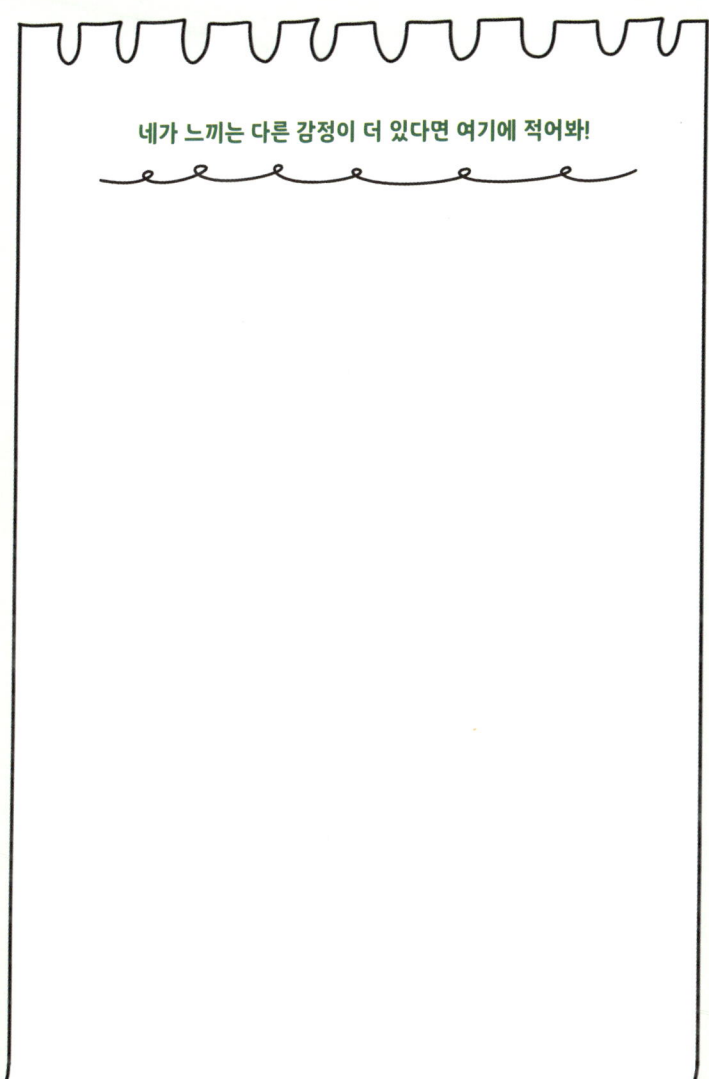

> **감사의 말**

이 책을 위해 연구하고 조사하는 일은 신선하고도 겸손해지는 과정이었습니다. 그 과정에서 나 자신에 대한 몇 가지 사실을 배울 수 있었습니다. 이런 기회가 주어진 것에 감사함을 느낍니다.

이 책을 쓰기까지 도움을 준 사람이 많습니다. 특히 나만의 안전지대에서 벗어나 나 자신을 반성할 수 있게 도와준 친구들에게 감사함을 전합니다. 항상 내 곁에 있어주는 반려견 구스에게도 감사 인사를 하고 싶습니다.

마지막으로 내가 만난 모든 소녀에게 감사의 인사를 전합니다. 소녀들은 자신들이 지금 겪고 있는 아름다운 여정에 대해 많은 것을 알려주었습니다. 그 순간을 목격할 수 있었던 것은 내게 특권과도 같았습니다. 모든 소녀가 나에게, 그리고 서로에게 영감을 주는 존재라는 것을 깨닫게 되길 바랍니다.

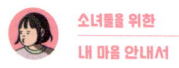

> 저자에 대하여

로렌 리버스

아동·청소년 정신 건강을 전문으로 하는 임상 정신 건강 상담사이다. 놀이 치료, 예술 치료, 모래 상자 놀이 치료에 특화된 개인 병원에서 일하고 있다. 존스 홉킨스 대학에서 석사학위를 받았고 볼티모어와 카운티 전역에서 통원 환자들을 돌보기도 했다.

그는 현재 비영리 단체인 'Wings of Joanne'의 부사장이다. 이 단체는 병상에 있는 소아 환자들과 그 가족들을 위해 임시 간호 서비스와 가상 현실, 게임기를 활용한 여가 서비스를 제공하고 있다. 또한 그들의 사회·심리적 건강에 대한 중요성을 깨닫고 2019년 프린스턴 대학에서 이 주제에 대해 강연하기도 했다. 북버지니아에 살고 있으며 워싱턴 D.C를 여행하는 것을 즐긴다. 때로는 앨라배마와 플로리다의 해변에서 가족과 시간을 보내기도 한다. 그의 관심 분야와 열정에 대해 더 알아보고 싶다면 laurenriverstherapy.com과 wingsofjoanne.com을 방문해보는 것을 추천한다.

한국판 참여 저자

초등젠더교육연구회 아웃박스

성평등 교육을 실천하는 초등학교 교사들의 연구 모임이다. 세상을 예민하게 바라보고 그 관점을 수업에 적용하여, 학생들의 성 고정관념을 깨고 젠더 감수성을 길러주고자 한다. 오늘의 예민함이 내일의 자연스러움이 되길 바라며 《예민함을 가르칩니다》를 썼다. 아웃박스 홈페이지 www.outbox.co.kr에 방문하면 실질적으로 수업에 적용할 수 있는 수업 자료 및 학급 운영 방법을 확인할 수 있다.

이 책에는 고운, 민주, 수진, 시원, 예원 다섯 교사가 참여해 4장 '나를 인정하고 표현하기'를 썼다. 이 장에서 주변의 고정관념과 편견, 차별적인 문화의 영향으로 사춘기 소녀들이 성장기에 으레 갖게 되는 고민을 다뤘다. 소녀들이 움츠러들지 않고 용기 있게 성장해나가기를 응원하는 마음을 담았다.

소녀들을 위한
내 마음 안내서

부록

너를 위한 연락처
더 찾아볼 만한 자료
참고 문헌
찾아보기

> 너를 위한 연락처

도움을 요청하자!

일상적인 고민부터 심각한 문제까지, 스스로 해결하기 어려운 일이 있다면 주변의 도움을 받자. 친구나 가족에게 이야기해도 좋지만 때로는 전문가의 도움이 필요할 때도 있어. 또 주변 사람에게는 쉽게 터놓기 어려운 고민이 있을 수도 있지. 도움을 요청하는 건 부끄러운 일이 아니야. 몸이 아프면 의사에게 도움을 받는 것처럼 마음에 어려움이 있을 때는 상담사를 찾아가는 것뿐이거든. 전문가의 도움을 받을 수 있는 곳을 소개할게.

마음의 문제를 혼자 해결하기 어렵다면

청소년상담복지센터 1388

친구 관계나 성적, 진로에 관한 고민이 있거나 마음의 어려움을 겪고 있다면 1338로 전화해보렴. 전문 상담 선생님이 네 이야기에 귀 기울여줄 거야. 서울의 02나 강원도의 033 같은 지역번호 뒤에 1388을 누르면 가까운 청소년상담복지센터로 연결돼. 문자

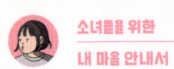

상담도 가능해. #1388로 문자를 보내면 전문 상담 선생님이 답변을 보내줄 거야. 전화와 문자 모두 365일 24시간 상담 가능하니 도움이 필요할 때 언제든지 연락해.

또 전국 곳곳에 센터가 있으니 사는 곳 근처에 있는 센터를 찾아가도 좋아. 가까이 있는 청소년상담복지센터가 궁금하다면 www.kyci.or.kr에 들어가보렴.

위급한 상황에 바로 도움을 요청해야 한다면

서울해바라기센터 02-3274-1375

성폭력 피해를 경험했다면 해바라기센터가 도움이 될 거야. 피해를 경험한 직후여도, 꽤 시간이 지났어도 괜찮아. 피해를 경험했는데 어떻게 해야 할지 모르거나, 피해 경험으로 어려움을 겪고 있을 때 전화를 걸어봐. 상황을 설명하면 필요한 도움을 받을 수 있어. 몸과 마음 치료뿐만 아니라 경찰에 신고하고 조사를 받는 과정에도 도움을 줘. 든든한 네 편이 되어 적극적으로 지원해줄 거야.

한국생명의전화 1588-9191

때로는 감정이 요동칠 수 있어. 더는 살고 싶지 않다고 느끼거나, 극단적인 방법 말고는 문제를 해결할 길이 없다고 생각할 수도 있지. 그럴 땐 주저하지 말고 이 번호로 전화를 걸어. 비밀 보장이 원칙이니 네 정보가 다른 사람에게 알려질까 걱정하지 않아도 돼.

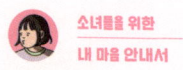

★ 어떤 말부터 해야 할지 모르겠다면 ★

전문 기관에 도움을 요청하고 싶은데, 무엇부터 먼저 해야 할지 모르겠니? 수화기를 들었는데 머릿속이 하얘지거나 말할 용기가 나지 않니? 너무 걱정하지 마. 도움을 구하는 방법을 알려줄게.

1. 편하게 전화할 수 있는 공간으로 가기
네 방일 수도 있고 근처 공원이나 놀이터일 수도 있을 거야. 어디든 마음이 편안한 곳이면 돼. 진솔하게 이야기를 터놓는 데 도움이 될 거야. 하지만 위급한 상황이라면 어디에 있든 무조건 전화부터 걸어보자.

2. 일단 전화 걸기
어떤 이야기를 하고 싶은지 미리 생각해봐도 좋지만, 머릿속이 뒤죽박죽이라 무슨 말을 해야 할지 모르겠다면 통화 버튼부터 누르는 거야. 이후에는 상담사가 필요한 내용을 물어볼 테니 걱정하지 마.

3. 누구에게도 하기 어려웠던 말 꺼내기
네가 하는 말은 모두 비밀로 지켜질 거야. 전화기 너머에 있는 상담사는 오롯이 네 편이고 너를 도와줄 거라는 걸 기억해.
상담은 한 번으로 끝날 수도 있고, 필요하다면 센터에 방문해서 상담을 이어갈 수도 있어. 상담은 기록이 남거나 학교생활에 전혀 영향을 주지 않으니 걱정하지 마.

> **더 찾아볼 만한 자료**

부모님이나 믿을 수 있는 어른과 함께 보면 좋을 자료들을 소개할게. 다음 자료들은 감정과 관계, 사춘기에 대해 알려주고 네가 멋지게 성장할 수 있도록 도와줄 거야.

추천 도서

《행복아, 반가워!》, 샤리 쿰스 지음, 공은주 옮김, 명랑한책방, 2020
재미있는 방법으로 너의 감정을 들여다볼 수 있게 도와주는 워크북이야. 이 책을 활용한다면 직접 책에 그림을 그리고 글을 쓰면서 자신의 감정을 알아차리고, 잘 다스리고, 긍정적인 기분으로 나아가는 방법을 익힐 수 있을 거야.

《괜찮아, 힘들다고 말해도 돼》, 강지윤 지음, 팜파스, 2019
이 책은 특히 네가 부정적인 감정을 느낄 때 도움이 될 거야. 불

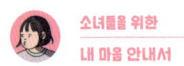

안, 분노, 슬픔, 우울 같은 감정 때문에 힘들거나, 친구가 널 괴롭혀서 마음에 상처가 생겼을 때 어떻게 네 마음을 보살펴야 하는지 알려줘.

《내 외모가 어때서》, 박부금 지음, 풀빛미디어, 2015
외모에 관심이 많은 주인공 소녀를 통해 외모가 아닌 내가 지닌 장점과 다른 중요한 가치를 바라보게 도와주는 책이야. 주변 친구들에게 네가 어떻게 보일지 걱정되거나 남과 자신을 자꾸 비교하게 될 때 이 책을 펴봐. 그럼 자신감을 키우는 너만의 방법을 찾을 수 있을 거야!

《나는 나를 돌봅니다》, 박진영 지음, 우리학교, 2019
고학년 친구들을 위해 자기를 소중하게 여기는 방법을 알려주는 책이야. 이 책은 내가 어떤 성격인지, 어떤 감정을 느끼고 있는지, 무엇을 중요하게 여기는지를 들여다보게 하고 자신을 있는 그대로 받아들이면서 성장하게 도와줘.

《동의: 너와 나 사이 무엇보다 중요한 것!》, 레이첼 브라이언 지음, 노지양 옮김, 아울북, 2020
누군가의 동의를 구하는 게 어렵거나, 다른 사람에게 네 동의 없이 어떤 행동을 하지 말라고 말하는 게 힘들 때도 있을 거야. 그럴 땐 이 책을 보면 도움이 될 거야. 이 책은 우리가 서로 동의를 구하는 방법을 만화로 이해하기 쉽고 재미있게 설명하고 있어.

《자꾸 마음이 끌린다면》, 페르닐라 스탈펠트 지음, 이미옥 옮김, 시금치, 2016

세상에 존재하는 다양한 사랑을 알기 쉽게 설명한 그림책이야. 사랑할 때 느끼는 복잡한 감정과 사랑을 표현하는 다양한 방법을 알려줘! 누군가에게 자꾸 마음이 끌린다면, 지금 느끼는 감정이 사랑인지 궁금하다면 이 책을 펼쳐봐.

《가만히 들어주었어》, 코리 도어펠드 지음, 신혜은 옮김, 북뱅크, 2019

따뜻한 위로가 필요한 순간에 필요한 책이야. 한 장 한 장 넘기다 보면 네 마음의 소리에 가만히 귀 기울이게 될 거야. 다른 사람이 힘들어할 때 위로하는 방법도 알게 될 거고. 짧은 동화책인데 어린이뿐만 아니라 청소년이나 어른에게도 추천해.

《비밀소원》, 김다노 지음, 사계절, 2020

아무런 비밀이 없어야만 진짜 친구일까? 가족은 언제나 행복해야만 하는 걸까? 나는 어떤 꿈을 가져야 할까? 책 속의 미래와 친구들은 이렇게 대답할 거야. '남들과 똑같을 필요는 없어. 어떤 모습이든, 무슨 걱정을 하든 괜찮아.' 진짜 나다운 모습을 찾아가는 친구들의 '비밀소원'을 함께 들어보지 않을래?

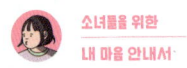

《열세 살의 여름》, 이윤희 지음, 창비, 2019

열세 살 여자아이의 학교생활과 친구 관계, 알쏭달쏭한 첫사랑까지 사춘기를 지나는 친구들이라면 공감할 만한 내용을 담은 만화책이야. 가까워졌다가도 멀어지고, 통했다가도 엇갈리는 마음들. 책을 읽다 보면 내 마음도, 다른 사람과의 관계도 더 깊이 이해할 수 있을 거야.

《우리 가족 인권 선언》, 엘리자베스 브라미 지음, 박정연 옮김, 노란돼지, 2018

가족 구성원이 마땅히 누려야 할 권리에 관해 쉽고 간단하게 설명하는 책이야. 책을 읽으며 나의 권리가 잘 보장받고 있는지, 나는 다른 가족의 권리를 보장해주고 있는지 살펴보렴. 서로를 이해하는 데 도움을 주고 가족 관계를 더 돈독하게 만들어줄 거야.

《5번 레인》 은소홀 지음, 문학동네, 2020

나 자신을 마주해야 할 때 용기가 필요하면 이 책을 읽어봐. 열세 살 수영부 아이들이 수영을 통해 스스로를 받아들이고 성장하는 이야기가 담겨 있어. 이기고 지는 것이 분명한 승부의 세계에서 어떻게 하면 나의 마음을 살피고 진정한 나로서 앞으로 나아가는지를 보여줄 거야.

추천 영화

<인사이드 아웃>, 피트 닥터 감독, 2015

기쁨, 슬픔, 버럭, 까칠, 소심 다섯 감정이 사춘기를 겪는 주인공을 행복하게 만들기 위해 노력하는 내용의 애니메이션이야. 모든 감정은 나름의 의미가 있고, 우리는 그 감정들을 인정하고 표현하며 성장해나갈 수 있다는 걸 알려주고 있어.

<우리들>, 윤가은 감독, 2016

우리는 부정적인 감정을 건강하게 표현하는 방법을 배웠어. 하지만 그걸 실천하는 게 쉽지만은 않을 거야. 이 영화는 따돌림을 당하는 주인공 소녀와 주인공을 따돌리는 친구들을 통해 그 어려움을 보여주고 있어. 영화를 보면 네가 주인공이었다면, 주인공의 친구였다면 어떻게 했을지 생각해보게 될 거야. 그러면서 더 건강하게 마음을 표현하고, 더 좋은 친구가 되고, 더 나은 모습으로 살아가기 위해 필요한 것들이 뭔지 알게 될 거야.

<원더>, 스티븐 크보스키 감독, 2017

남다른 외모를 가진 주인공 소년이 인생에서 처음으로 학교에 가면서 벌어지는 일들을 담고 있어. 주인공이 주변 친구와 가족들과 함께 여러 어려움을 이겨내는 모습을 보면, 다른 사람들과

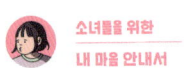

서로를 응원하는 다정한 관계를 맺는 방법을 배우게 될 거야. 또 네 모습 그대로를 인정하고 소중히 여기게 될 거야.

<진짜로 일어날지도 몰라 기적> 고레에다 히로카즈 감독, 2011

가족이 함께 살게 되기를 소망하는 형제가 친구들과 함께 소원을 빌러 모험을 떠나는 내용의 영화야. 사실 우리는 행복한 미래를 상상하며 기대를 품기도 하고, 매일 똑같은 현실에 실망하기도 하잖아. 그럴 때는 마음이 뭐라고 말하는지 잘 들어봐야 해. 그리고 자신을 둘러싼 작은 일상들을 살펴볼 필요가 있어. 그럴 때 이 영화가 도움이 될 거야. 주인공들의 모험을 통해 가족의 의미와 기적에 대해 다시 생각해보자. 내가 원하는 기적은 어쩌면 예상과는 다른 모습으로 내 곁에 와 있는지 몰라.

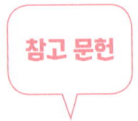

1장 나의 감정이 변하고 있어!

American Psychological Association. 〈스트레스가 몸에 주는 영향 Stress Effects on the Body〉. 2020년 2월 23일 접속. apa.org/helpcenter/stress-body

Bailey, Regina. 〈변연계: 아미그달라, 시상하부, 시상 The Limbic System of the Brain: The Amygdala, Hypothalamus, and Thalamus〉. ThoughtCo. 2018년 3월 28일 최종 수정. thoughtco.com/limbic-system-anatomy-373200

Brain Made Simple. 〈시상하부 Hypothalamus〉. 2019년 11월 13일 최종 수정. brainmadesimple.com/hypothalamus.

BrightFocus Foundation. 〈뇌 해부학과 변연계 Brain Anatomy and Limbic System〉. 2019년 7월 21일 최종 수정. brightfocus.org/alzheimers/infographic/brain-anatomy-and-limbic-system.

Cherry, Kendra. 〈6가지 기본적인 감정들과 인간 행동에의 영향 The 6 Types of Basic Emotions and Their Effect on Human Behavior〉. Verywell Mind. 2020년 1월 13일 최종 수정. verywellmind.com/an-overview-of-the-types-of-emotions-4163976.

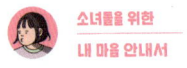

CHOC Children's Hospital. 〈아이들을 위한 수면 위생 Sleep Hygiene for Children〉. 2020년 2월 23일 접속. choc.org/wp/wp-content/uploads/2016/04/Sleep-Hygiene-Children-Handout.pdf.

Dusenbery, Maya. 〈운동은 뇌 속의 중요한 두 가지 행복 호르몬에 어떤 영향을 미치는가 How Exercise Affects 2 Important 'Happy' Chemicals in Your Brain〉. Livestrong.com. 2019년 10월 18일 최종 수정. livestrong.com/article/251785-exercise-and-its-effects-on-serotonin-dopamine-levels.

Halloran, Janine. 〈어린이들을 위한 깊은 숨쉬기 운동 Deep Breathing Exercises for Kids〉. Coping Skills for Kids. 2020년 2월 23일 접속. copingskillsforkids.com/deep-breathing-exercises-for-kids.

Healthy Brains. 〈뇌 건강의 여섯 가지 기둥 6 Pillars of Brain Health〉. 2020년 2월 23일 접속. healthybrains.org/pillar-physical.

Immordino-Yang, Mary Helen, and Vanessa Singh. 〈사회적 감정 처리에 대한 해마의 기여 Hippocampal Contributions to the Processing of Social Emotions〉. Human Brain Mapping 34, no. 4 (October 2011): 945–55. doi.org/10.1002/hbm.21485.

Komninos, Andreas. 〈우리의 세 가지 뇌-감정적인 뇌 Our Three Brains—The Emotional Brain〉. Interaction Design Foundation. 2018년. interaction-design.org/literature/article/our-three-brains-the-emotional-brain.

Lenzen, Manuela. 〈우리의 감정을 느끼기 Feeling Our Emotions〉. Scientific American. 2005년 4월 1일. scientificamerican.com/article/feeling-our-emotions.

MacMillan, Amanda. 〈모든 연령의 아이들을 위한 수면 요령 Sleep Tips for Kids of All Ages〉. WebMD. 2015년 11월 23일. webmd.com/parenting/raising-fit-kids/recharge/features/kids-sleep-tips#1.

Moawad, Heidi. 〈너는 어떻게 감정을 처리하는가 How the Brain Processes Emotions〉. Neurology Times. 2017년 6월 5일. neurologytimes.com/blog/how-brain-processes-emotions.

Pillay, Srini. 〈단순히 움직이는 것이 어떻게 정신 건강에 도움을 주는가 How Simply Moving Benefits Your Mental Health〉. Harvard Health Blog. 2016년 3월 28일. health.harvard.edu/blog/how-simply-moving-benefits-your-mental-health-201603289350.

Ramanathan, Mangalam. 〈우리 감정과 관련이 있는 호르몬과 화학물질 Hormones and Chemicals Linked with Our Emotion〉. Amrita Vishwa Vidyapeetham. 2018년 10월 15일. amrita.edu/news/hormones-and-chemicals-linked-our-emotion.

Thomas, David. 〈당신이 성공적인 투자자가 되는 것을 해마가 막도록 놔두지 마라 Don't Let Your Hippocampus Stop You from Being a Successful Investor〉. Forbes Magazine. 2018년 5월 10일. forbes.com/sites/greatspeculations/2018/05/10/dont-let-your-hippocampus-stop-you-from-being-a-successful-investor/#3faff97d2694.

Young Diggers. 〈투쟁 또는 도피 반응: 스트레스에 대한 우리 몸의 반응 The Fight or Flight Response: Our Body's Response to Stress〉. 2010년 2월. youngdiggers.com.au/fight-or-flight.

2장 변화하는 나의 마음

Blakemore, Sarah-Jayne, Stephanie Burnett, and Ronald E. Dahl. 〈청소년 뇌 발달에 대한 사춘기의 역할 The Role of Puberty in the Developing Adolescent Brain〉. Human Brain Mapping 31, no. 6 (2010년 6월): 926–33. doi.org/10.1002/hbm.21052.

Coltrera, Francesca. 〈어린이들의 불안 Anxiety in Children〉. Harvard Health Blog. 2018년 8월 14일. health.harvard.edu/blog/anxiety-in-children-2018081414532#.

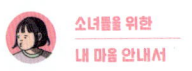

Ehmke, Rachel. 〈상실감에 빠진 아이들을 돕기 Helping Children Deal with Grief〉. Child Mind Institute. 2020년 2월 29일 접속. childmind.org/article/helping-children-deal-grief.

Hawkins, Nicole. 〈신체 이미지를 이해하고 부정적인 신체 이미지를 극복하기 Battling Our Bodies: Understanding and Overcoming Negative Body Images〉. Center for Change. 2014년 8월 최종 수정. centerforchange.com/battling-bodies-understanding-overcoming-negative-body-images

Jacobson, Rae. 〈아이들이 창피함을 느낄 때 어떻게 도울 것인가 How to Help Kids Deal with Embarrassment〉. Child Mind Institute. 2020년 2월 28일 접속. childmind.org/article/help-kids-deal-embarrassment.

KidCentral TN. 〈8~10세의 사회적, 감정적 발달 Social and Emotional Development: Ages 8-10〉. 2020년 2월 27일 접속. kidcentraltn.com/development/8-10-years/social-and-emotional-development-ages-8-10.html.

Rochat, Philippe. 〈인생에서 펼쳐질 자의식의 5단계 Five Levels of Self-Awareness as They Unfold Early in Life〉. Consciousness and Cognition 12, no. 4 (2003년 12월): 717-31. doi.org/10.1016/S1053-8100(03)00081-3.

3장 달라지는 관계들

Brotherson, Sean, Divya Saxena, and Geoffrey Zehnacker. 〈또래 압력에 대해 아이들과 이야기하기 Talking to Children About Peer Pressure〉. North Dakota State University. 2017년 10월. ag.ndsu.edu/publications/kids-family/talking-to-children-about-peer-pressure#section-3.

GirlsHealth.gov. 〈친구 관계 Friendships〉. 2015년 11월 2일 최종 수정. girlshealth.gov/relationships/friendships.

Kennedy-Moore, Eileen. 〈어린이들의 성장하는 친구관계 Children's Growing Friendships〉. Psychology Today. 2012년 2월 26일. psychologytoday.com/us/blog/growing-friendships/201202/childrens-growing-friendships.

MediaSmarts. 〈8~10세를 위한 인터넷 안전 사용 팁 Internet Safety Tips by Age: 8-10〉. 2017년 1월 19일. mediasmarts.ca/tipsheet/internet-safety-tips-age-8-10.

Smith, Leonie. 〈소셜 미디어상의 8세 아이들-부모가 알아야 할 것들 8 Year Olds On Social Media—What Parents Should Know〉. The Cyber Safety Lady. 2018년 10월 25일. thecybersafetylady.com.au/2018/10/8-year-olds-on-social-media-what-parents-should-know.

5장 최선의 나로 살기

Society for Adolescent Health and Medicine. 〈사춘기 아이들과 청소년들을 위한 정신 건강 자료 Mental Health Resources for Adolescents and Young Adults〉, 2020년 3월 8일. adolescenthealth.org/Resources/Clinical-Care-Resources/Mental-Health/Mental-Health-Resources-For-Adolesc.aspx.

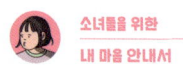

찾아보기

ㄱ
가족 14, 36, 66, 88, 90~92, 96, 97, 108, 111, 119, 124
가족 구성원 89~91, 96, 97
경계 17, 92, 93, 97, 121, 122, 133
괴롭힘 60, 61, 78
근육 17, 22, 28, 29, 96, 118
긍정적인 생각 45, 60

ㄴ
내면의 목소리 44
뇌 16~19, 21, 28, 58, 59

ㄷ
단짝 친구 78, 80, 81
도파민 21, 22
동의 85, 86
또래 압력 76, 82, 83, 92, 132

ㄹ
롤 모델 98

ㅁ
마음챙김 33, 58, 96
멘토 97, 98
미디어 메시지 51
믿을 수 있는 어른 36, 37, 61, 76, 82, 86, 96, 132

ㅂ
보디랭귀지 78, 132
변연계 16
부정적인 생각 44~46, 78
분노 13, 20, 59, 60, 62, 96
불안 21, 28, 33, 37, 57, 58, 61, 78, 92, 106

ㅅ

사생활 85, 93, 96
상실감 64, 65
세로토닌 21, 22
소셜 미디어 87, 88
수줍음 55, 56
스크랩북 32, 80, 81
슬픔 20, 60, 62~65
시상 16, 18
시상하부 16, 17
신체 이미지 51, 52
심호흡 28, 58, 92

ㅇ

아드레날린 22
안전한 장소 30, 58, 59, 135
옥시토신 21

ㅈ

자기 돌보기 34
자신감 34, 37, 49~52, 54, 104, 118, 132
자의식 49, 50
존중 85, 86, 93, 96, 97, 122, 124
질투 60, 66, 67, 96, 135

ㅊ

창피함 53, 54, 92
책임 35, 89, 90

ㅋ

코르티솔 22

ㅌ

편도체 16~18, 22

ㅎ

해마 16, 18, 19
행복 호르몬 21, 29
호르몬 17, 19, 21~23

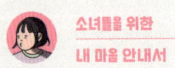

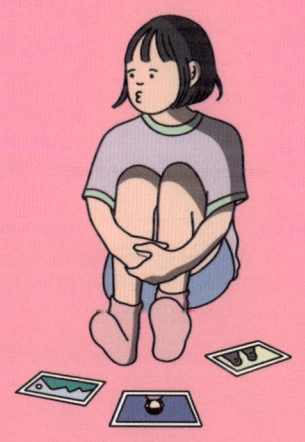

소녀들을 위한 내 마음 안내서

1판 1쇄 발행일 2021년 2월 15일
1판 4쇄 발행일 2023년 11월 20일

지은이 로렌 리버스·초등젠더교육연구회 아웃박스
옮긴이 안윤지

발행인 김학원
발행처 (주)휴머니스트출판그룹
출판등록 제313-2007-000007호(2007년 1월 5일)
주소 (03991) 서울시 마포구 동교로23길 76(연남동)
전화 02-335-4422 **팩스** 02-334-3427
저자·독자 서비스 humanist@humanistbooks.com
홈페이지 www.humanistbooks.com
유튜브 youtube.com/user/humanistma **포스트** post.naver.com/hmcv
페이스북 facebook.com/hmcv2001 **인스타그램** @humanist_insta

편집주간 황서현 **편집** 이문경 이영란 **디자인** 유주현 **일러스트** 신모래(@shinmorae_)
용지 화인페이퍼 **인쇄** 삼조인쇄 **제본** 해피문화사

한국어판 ⓒ (주)휴머니스트출판그룹, 2021

ISBN 979-11-6080-555-0 73510

- 이 책은 저작권법에 따라 보호받는 저작물이므로 무단 전재와 무단 복제를 금합니다.
- 이 책의 전부 또는 일부를 이용하려면 반드시 저자와 (주)휴머니스트출판그룹의 동의를 받아야 합니다.